W0247330

Mit herzlichem Dank...

*... an meinen Freund Dr. med. Sigi Wagner, ein großer Homöopath,
der mir das nahe Verständnis der homöopathischen Zusammenhänge mit auf den Weg gegeben
und die wirkungsvolle Anwendung in der Praxis vermittelt hat.*

Wichtiger Hinweis

Die Behandlung mit homöopathischen Mitteln, wie sie in diesem Buch dargestellt ist, weicht teilweise von den Überzeugungen der allgemein anerkannten Wissenschaft ab. Es ist jedem Leser überlassen, in eigener Verantwortung zu entscheiden, ob und inwieweit die vorgestellten Behandlungsmöglichkeiten für ihn eine Alternative zur üblichen Therapie darstellen.

Wichtig: Sollte sich Ihr Zustand während der Selbstbehandlung verschlechtern, müssen Sie unbedingt einen Arzt aufsuchen.

3. Ausgabe 1996

Copyright Dr. rer. nat. Vera Rosival

Alle Rechte vorbehalten. Nachdruck, auch auszugsweise, sowie Verbreitung durch Film, Funk und Fernsehen, durch fotomechanische Wiedergabe, Tonträger und Datenverarbeitungssysteme jeder Art nur mit schriftlicher Genehmigung des Verlags.

Umschlaggestaltung, Layout + Karikaturen: Tommy Weiss, München

Redaktion: GOSSIP/Uta Grünberger, München

Herstellung: Schneider Druck, Zeitlofs

Verlag: Dr. Vera Rosival, München

ISBN 3-928355-02-3

Dr. rer. nat. Vera Rosival

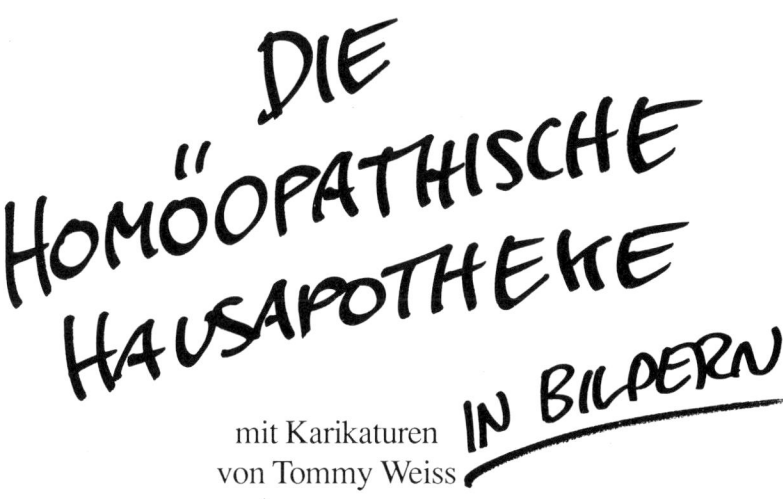

mit Karikaturen
von Tommy Weiss

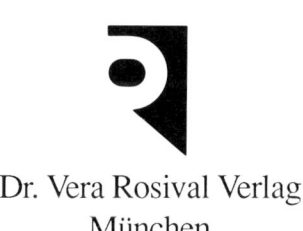

Dr. Vera Rosival Verlag
München

Inhalt

Einführung

Es ist mir ein großes Anliegen, meine Patienten nicht nur durch homöopathische Therapie kurzfristig wieder „auf die Beine zu stellen", sondern ich möchte Ihnen beibringen, daß eine dauerhafte Gesundheit nur durch die Harmonie von Körper und Seele zu erlangen ist. Sprich, mit Verstand und Willen können Sie Ihrem Körper helfen und ihn, wenn er nicht so funktioniert, wie er sollte, oder mal kurzfristig „streikt", auch selbst behandeln. Voraussetzung ist allerdings, daß Sie die notwendigen „Basiskenntnisse" der homöopathischen Behandlungsweise besitzen.

Aus diesem Grund habe ich die kleine Hausapotheke zusammengestellt - ein praktisches Täschchen mit einer Auswahl von jenen Heilmitteln (in Form von Globuli), die herkömmliche, akute Beschwerden und Wehwehchen wirkungsvoll lindern und dann aushelfen, wenn der Hausarzt gerade nicht zur Stelle ist.

Damit Sie sich die einzelnen Mittel und die dazugehörige Konstitution beziehungsweise die Symptome besser einprägen können, haben wir die erläuternden Texte mit Karikaturen versehen.

Zunächst aber noch einige allgemein erklärende Worte zur Wirkungsweise der Homöopathie.

Die Homöopathie

Der Deutsche Arzt Samuel Hahnemann (1755-1843) war es, der die schon damals üblichen Behandlungsmethoden der klassischen Schulmedizin umkehrte. Er forderte: „Ähnliches wird mit Ähnlichem geheilt" und berief sich damit auf die Arbeiten von Paracelsus (1493-1541), der auf die natürlichen Heilkräfte des Organismus setzte. Mit diesem neuen Grundprinzip einer Heilungsmethode begründete er die Homöopathie (griech. homois = ähnlich) als Gegenstück zur Allopathie.

„ALLOPATHIE" kommt ebenfalls aus dem Griechischen und bedeutet soviel wie „gegen das Leiden gerichtet". Es beinhaltet als Grundgedanken, mit Medikamenten und Heilverfahren gegen eine Krankheit beziehungsweise deren Symptome anzukämpfen. Die klassische Schulmedizin behandelt also zum Beispiel Magenbeschwerden mit einem Medikament, das den Schmerz nimmt.

Die Homöopathie dagegen ist eine Regulationstherapie und verordnet Mittel, die die Selbstheilungskraft des Körpers anregen und beim Kranken einen Reiz hervorrufen, der die Krankheit selber auslöscht. Die homöopathischen Präparate mobilisieren den Körper energetisch, sein Gleichgewicht wieder zu erreichen. Mit normalen Medikamenten geht es dem Patienten zwar schnell wieder gut, die Wurzeln des Übels sind jedoch nicht beseitigt. Oft empfiehlt es sich allerdings, die Homöopathie als Zusatzbehandlung zur Schulmedizin einzusetzen, zum Beispiel bei chronischem Nierenversagen, bei dem auf jeden Fall eine Dialyse (maschinelle Blutreinigung) durchgeführt werden muß.

Bei einfacheren Erkrankungen aber sollte die Regulation des Körpergleichgewichts oberstes Ziel sein.

Die Heilmittel der Homöopathie basieren auf mineralischen, chemischen, tierischen und vor allem pflanzlichen Ausgangsstoffen, wobei die letzteren nicht mit den pflanzlichen „Medikamenten" der Phytotherapie, der Behandlung mit Heilpflanzen, zu verwechseln sind, die nach rein schulmedizinischen Prinzipien eingesetzt werden.

Die Potenzen

Homöopathische Heilmittel bestehen nicht nur einfach aus diversen, meist pflanzlichen Substanzen - bei ihrer Herstellung geht es vor allem um den Potenzierungsgrad. Ausgehend von der Ursubstanz beziehungsweise Urtinktur wird in zahlreichen Schritten verdünnt und verschüttelt (= Potenzierung), wobei das Heilmittel mit jedem Verdünnungsschritt an Dynamik gewinnt. Flüssige Ausgangsstoffe werden je nach Löslichkeit mit Wasser oder Alkohol verdünnt, feste Substanzen mit Milchzucker fein zerrieben. Die Höhe des Potenzierungsgrads hat einen ganz entscheidenden Einfluß auf die Wirkung des Heilmittels: Je niedriger die Potenz ist, desto mehr Ursubstanz befindet sich im Präparat und desto körperbezogener ist die Wirkung. Mit der Höhe der Potenz steigt die Mächtigkeit der enthaltenen Schwingungen und damit die Wirksamkeit des Heilmittels.

Vor allem bei akuten Erkrankungen kann man mit hohen Potenzierungen eine erheblich tiefergehende und schnellere Wirkung bis in die seelischen Grundlagen beobachten. Wissenschaftlich erklärbar ist dies noch nicht, doch die Erfolge sprechen für sich.

So entstehen die unterschiedlichen Potenzen:
Wird ein Teil Urtinktur mit neun Teilen Verdünnungsstoff verschüttelt, so erhält man die Potenz D1 (D = Dezimalpotenz). Davon ein Zehntel gemischt mit weiteren neun gleich großen Teilen Verdünnungsmittel, ergibt die zweite Dezimalpotenz D2. Die Potenz D3 ist dann bereits im Verhältnis 1:1000 verdünnt; D6 im Verhältnis 1:1000 000; dennoch spricht man erst ab D30 von einer mittleren Potenz und D1000 ist das unvorstellbare Verdünnungsergebnis von 1000 Schritten.

Die Verdünnungsmethode bestimmt dabei den Namen der Potenz; D-Potenzen werden vor allem in Deutschland wie bereits beschrieben im Verhältnis 1:10 verdünnt.

Die international üblichen C-Potenzen haben ein Verdünnungsverhältnis von 1:100. Und die LM-Potenzen werden bereits beim ersten Schritt 1:50 000 verdünnt. Eine LM-Potenz sollte deshalb selbst vom Therapeuten nur dann verabreicht werden, wenn er sich bei der Auswahl des Mittels ganz sicher ist.

Das Arzneimittelbild

Falls Sie schon öfters über diesen Ausdruck der Homöopathie gestolpert sind: Mit „Arzneimittelbild" ist die Gesamtheit aller Symptome gemeint, für die ein homöopathisches Mittel zuständig ist. Wenn Sie zum Beispiel ein Mittel über ein halbes Jahr hinweg einnehmen oder davon zuviel auf einmal „erwischen", können Sie eine Art „Vergiftung" bekommen. Alle zehn Minuten fünf Globoli Arsenicum D2 oder D3 - und Sie zeigen prompt die ersten Anzeichen einer Arsenvergiftung, sprich Brechdurchfall und andere Symptome. Umgekehrt aber, und so erklärt sich das Heilprinzip der Homöopathie, verschwindet ein Brechdurchfall nach einer Gabe von Arsenicum D30. „Similia similibus curantur" („Ähnliches wird mit Ähnlichem geheilt") - Hahnemann hat es uns gelehrt und an sich, seiner Familie und seinen Patienten fleißig ausprobiert:

Die Symptome, die ein bestimmtes Mittel kurieren kann, sind dieselben, die man damit bei einem Gesunden durch Überdosierung provozieren kann. Eine recht simple, aber eindeutige Art der Arzneimittel-Prüfung, die bis heute angewandt wird. Und der Einsatzbereich beziehungsweise der Indikationskatalog der diversen homöopathischen Mittel beruht seit nunmehr 150 Jahren auf der Beschreibung jener Symptome, die bei gesunden Menschen nach übermäßigem Konsum dieses Mittels auftreten. Generell empfiehlt es sich nicht, ein Mittel länger als sechs Monate einzunehmen - außer „Histaminum", ein Mittel gegen Allergie, und weiterer Ausnahmen wie der Mariendistel („Carduus marianus"), ein Mittel zur Regeneration der Leber.

Sollte ein Arzneimittelbild jedoch auftreten, so kann dies durch die Gabe desselben Mittels in Hochpotenz gelöscht werden. Oder umgekehrt lindern mehrere „Portionen" einer niedrigen Potenz die Symptome eines „hochpotenzigen" Arzneimittelbildes. Und damit sind wir schon mitten in den Anweisungen zur Einnahme.

Die Einnahme

Die kleinen weißen Kügelchen, die Sie bei Ihrem Homöopathen meist erhalten, nennt man „Globuli". Sie bestehen aus reinem Milchzucker und sind in der genannten Potenz mit dem beschriebenen Wirkstoff getränkt. In seltenen Fällen sind es auch weiße Tabletten, bei deren Herstellung ebenfalls Milchzucker mit einem festen, nicht löslichen Ausgangsstoff verrieben und in Tablettenform gepreßt wurde. Und schließlich gibt es die Urtinktur - meist eine alkoholische Lösung, die durch weitere Verdünnung mit Alkohol in den entsprechenden Potenzierungen verabreicht wird. Für die Einnahme wichtig: fünf Globuli entsprechen einer Tablette oder fünf Tropfen der Lösung.

Bei der Einnahme homöopathischer Heilmittel sollten Sie folgendes wissen: Grundsätzlich gilt nicht „doppelte Menge hilft doppelt so gut"! Halten Sie sich bitte an die angegebene Dosierung - lassen Sie die Kügelchen langsam im Mund zergehen. In akuten Fällen, oder wenn Sie eine starke Wirkung erreichen möchten, sollten Sie alle fünf bis zehn Minuten zwei, drei Globuli nehmen oder in einem Glas Wasser auflösen, von dem Sie alle zehn Minuten einen Schluck trinken.

In dieser Weise können Sie das Mittel ruhig einen ganzen Tag lang einnehmen und auch danach, solange die Symptome nicht völlig verschwunden sind, dreimal täglich drei bis fünf Globuli.

Bei nicht akuten Erkrankungen sieht die übliche Einnahme folgendermaßen aus:

Niedrige Potenzen (D1 bis D6): 3 x 5 Globuli täglich

Mittlere Potenzen (D12, D15): 1 bis 2 x 5 Globuli täglich

Potenz D30 (normalerweise): 1 x 5 Globuli wöchentlich
(Nur in Ausnahmefällen können auch 1 x 5 Globuli am Tag eingenommen werden.)
Bei Aconitum D30 oder Arsenicum album D30 empfiehlt sich zum Beispiel folgende Notfalldosierung: 3 x 5 Globuli täglich - jeweils im Abstand von einer Stunde.

Höhere Potenzen (D60, D100): 1 x 5 Globuli wöchentlich

Hochpotenzen (ab D200): grundsätzlich nur vom Homöopathen verabreichen lassen!
Üblich sind D200, C200, D1000 und C1000 oder XM-Potenzen (= 10 000 Verdünnungsschritte) oder CM-Potenzen (100 000er Verdünnungen). Diese Potenzen haben je nach Höhe eine Wirkung von vier bis sechs Wochen oder zwei bis drei Monaten. Ob die Einnahme wiederholt werden muß, entscheidet der Homöopath. Für sämtliche C-Potenzen gelten dieselben Dosierungen. Beendet wird die Behandlung generell dann, wenn Sie sich wieder gesund und gut fühlen. Sollten sich die Symptome jedoch verschlimmern, dann empfiehlt sich eine andere Potenz des Mittels oder ein anderes Mittel.

Die Konstitution

Sehr oft wird in der Homöopathie auch über die „Konstitution" des Menschen, den Konstitutionstyp, und dem entsprechenden „Konstitutionsmittel" gesprochen. Gemeint ist damit das allübergreifende und insgesamt passende eine Mittel, das im Organismus eine umfassende Regulation vornimmt und deshalb die vollkommene (Selbst-)Heilung erreicht.

Bei Kindern ist das Herausfinden dieses einen Konstitutionsmittels relativ einfach, weil sie sich in der Regel einem von drei Calcium-Typen zuordnen lassen. Dieser Mineralstoff hat eine Schlüsselposition im Stoffwechsel, weil Calcium für viele Wachstumsprozesse (wie den Knochenaufbau) benötigt wird.

Calcium carbonicum ist das Konstitutionsmittel für ein Kind, das ziemlich rundlich und sehr langsam ist; meist an der Mutter hängt; sich nur ungern fortbewegt und außerdem am Hinterkopf schwitzt.

Calcium phosphoricum nehmen Kinder, die sehr beweglich sind, aber nicht alleine sitzen können. Deren Knochen und Gelenke bisweilen schmerzen. Die eine schwache Wirbelsäule und somit häufig Haltungsfehler haben, und die körperlich und geistig schnell erschöpft sind.

Calcium fluoratum ist das richtige Mittel für Kinder, die auffällig oft unter chronischer Mittelohrentzündung leiden. Dieses Konstitutionsmittel hat eine direkte Beziehung zur Nebenschilddrüse (die den Calciumspiegel reguliert), und ist deshalb auch passend, wenn die Kleinen an Allergien leiden, schlechte Zähne haben, schnell gereizt oder ängstlich sind und sich nur mit Mühe konzentrieren können.

Wird ein Calciumpräparat als Konstitutionsmittel für ein Kind verwendet, sollte es regelmäßig jeden Tag, aber nicht länger als drei Monate und in einer niedrigen Potenz eingenommen werden. Diese Kur wird dann mit einer Hochpotenz D200, eventuell auch D1000 oder C1000 (nur unter ärztlicher Aufsicht) abgeschlossen.

Mit zunehmendem Alter kann sich der Konstitutionstyp eines Kindes natürlich ändern, er wird zu dem eines Erwachsenen. Dann wird die genaue Bestimmung auch wesentlich schwieriger, denn für das fortgeschrittene Alter gibt es viele verschiedene Konstitutionstypen und dementsprechend viele Mittel. Selbst wenn Sie einmal Ihre „Schublade" gefunden haben, so ist das absolut keine „Diagnose" fürs Leben. Die Theorie, daß man mit einem Konstitutionsmittel durch sein ganzes Leben kommt und damit sämtliche Leiden in den Griff kriegt, ist längst überholt. Bestimmte Lebensumstände erfordern ein entsprechendes „Situationsmittel". So kann ein aktives Berufsleben aus Ihnen einen „Sepia"-Typ machen, obwohl sie von der Konstitution her ein „Natrium muriaticum"-Typ sind. So wie sich Ihre geistige Haltung, Ihre Stimmung und damit Ihre körperliche Verfassung ständig ändert, so hat die Homöopathie auch immer neue Situationsmittel für Sie bereit, weil es im wesentlichen darum geht, Körper und Geist in Harmonie zu bringen und in dieser Balance Ihre Gesundheit zu festigen.

Die homöopathische Hausapotheke

Die homöopathischen Mittel in dieser Haus- und Reiseapotheke sind für Patienten bestimmt, die mit der Homöopathie vertraut sind. Sie sollen damit die Möglichkeit haben, bei akuten Beschwerden und kleinen Unfällen (zum Beispiel Insektenstiche) sofort handeln zu können. Bitte halten Sie sich an die angegebenen Anwendungs- und Dosierungsvorschriften.

Wichtig: Bei Komplikationen und schweren Erkrankungen müssen Sie unbedingt einen Arzt konsultieren.

Ich habe die Heilmittel zusammengestellt, die am häufigsten in meiner Praxis benutzt werden. Falls mehrere Mittel gleichzeitig zutreffen, können Sie zwei bis drei zur selben Zeit einnehmen oder im Wechsel alle fünfzehn Minuten ein anderes Mittel.

Zusätzlich zu den Homöopathika der Hausapotheke können Sie folgende Mittel einnehmen:

Bei Fieberbläschen:
„Herpes simplex Injeel" - einmal 1 Ampulle täglich, drei Tage lang trinken. Und „Natrium muriaticum C 30": einmal wöchentlich 5 Globuli.

Bei Ohrenschmerzen:

„Otitis media Injeel" - einmal 1 Ampulle täglich, drei Tage lang trinken.

Bei Sonnenallergie:

„Natrium muriaticum D30" - einmal 5 Globuli täglich
oder C30: einmal wöchentlich 5 Globuli.
Dazu „Calcium carbonicum D 2" - dreimal 1 Tablette täglich und
„Magnesium phosphoricum D 4" - dreimal 1 Tablette täglich.

Vor dem Zahnarztbesuch:

„Arnica D 30" - einmal 5 Globuli.

1. Aconitum

Jede Krankheit, jedes Symptom, die „wie im Sturm" daherkommen und von einer Minute auf die andere für Unbehagen sorgen, ist zunächst ein klarer Fall für „Aconitum". Bei allen plötzlich auftretenden Beschwerden kann Aconitum deshalb sofort und vor allen anderen Mitteln eingenommen werden. Denn die Tinktur aus dem Sturmhut (auch Eisenhut genannt, Aconitum napellus ranunculacea) enthält als wirksame Bestandteile Aconitsäure und Aconitin, giftige Pflanzensubstanzen, die in Milligrammdosen bereits ein Pferd töten können. In einer höheren Potenz ist Aconitum die beste erste Hilfe für alle plötzlich auftretenden Beschwerden wie Niesen, Herzklopfen und Kreislaufschwäche, aber auch Kopfschmerz nach einem Sonnenstich, Brennen und Jucken der Haut, akute Ohrenschmerzen, Brennen in der Magengegend und Fieber. Weitere typische Symptome sind stechende Schmerzen oder Herzklopfen in der Nacht, mit Unruhe, Durst und Hitzegefühl im Kopf; meist in Kombination mit Furcht und Angstzuständen.

Bei Fieber ohne Schwitzen gibt man so lange Aconitum, bis es zu den gewünschten Schweißausbrüchen kommt. Dieses Mittel hat sich auch als „Feuerwehr" für besonders zähe Fälle bewährt, zum Beispiel Husten mit schwerlöslichem Schleim. Nach der Gabe von Aconitum, das wie eine massive Gegenattacke funktioniert, treten meist weitere, neue Symptome auf, die dann entsprechend behandelt werden sollten. (Ausnahme: Fieber ohne Schwitzen.)

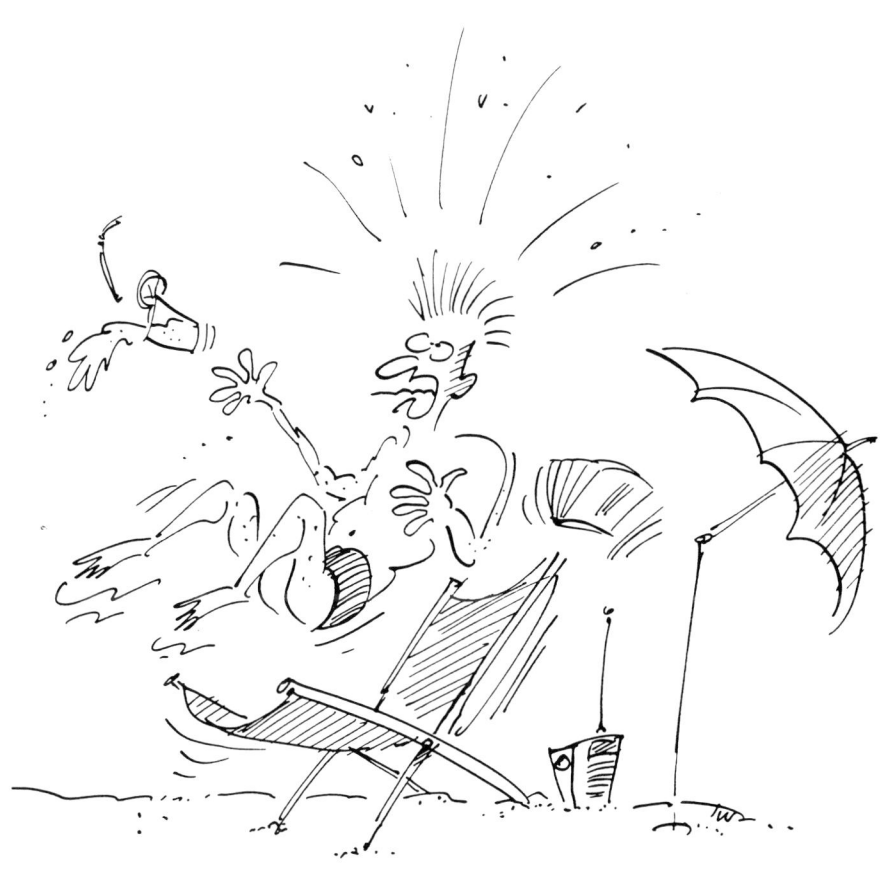

Plötzlich auftretende Beschwerden

2. Agaricus

Türen zuschlagen, Teller werfen, Wutausbrüche aller Art sind Symptome für die Anwendung von „Agaricus". Vor allem Kindern, die sich benehmen, als hätten sie „narrische Schwammerl" gegessen, hilft dieses Heilmittel aus dem Fliegenpilz, denn es hat eine besänftigende Wirkung auf das Nervensystem und bekämpft alle Arten von psychischer Verkrampfung. Seien es Grimassen oder Schreikrämpfe, zappeliges Hin- und Herrennen, krampfhaftes Gähnen, wirres Reden oder Bettnässen - Agaricus, hergestellt aus „Amanita muscaria", dem Fliegenpilz, der auf der ganzen nördlichen Halbkugel zu finden ist, wirkt beruhigend und ausgleichend. Der Wirkstoff Muscarin verstärkt außerdem die Gallen- und Pankreassekretion, sprich: Agaricus hilft auch bei Verstopfung, weil es den Darm anregt.

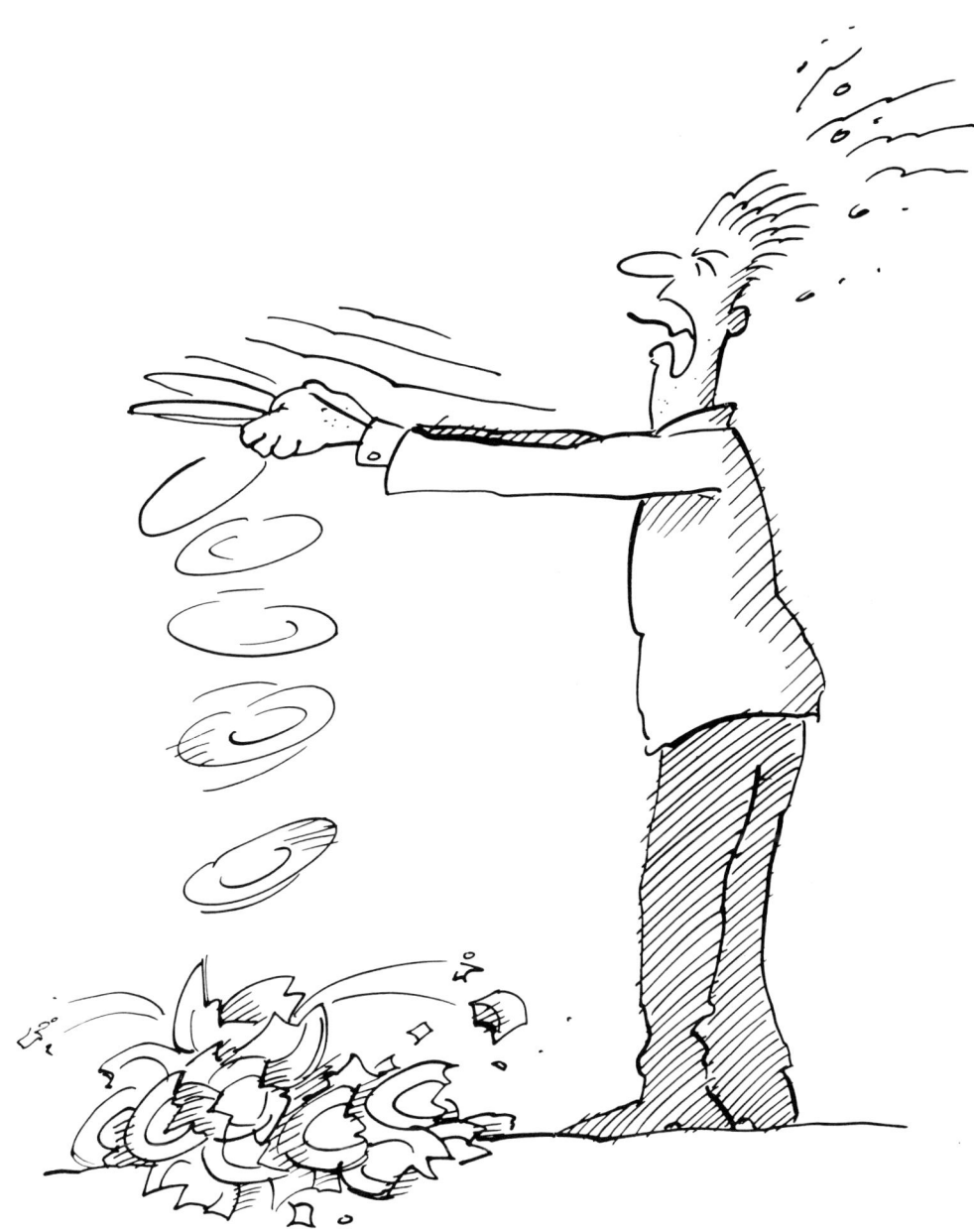

Wutanfälle

3. Aloe

Der eingedickte Saft aus den Blättern der „Aloe ferox", auch Kap-Aloe genannt, tut nicht nur in der Hautpflege sein Gutes. Aus dieser Gattung der Liliaceen, die in Südafrika zuhause ist, wird das Homöopathikum „Aloe" bereitet, das auch speziell auf den Dickdarm wirkt. Vor allem bei Durchfall mit viel Blähungen, bei dem Gefühl von Unsicherheit im After und bei schwachem Schließmuskel, der bei Blähungen Stuhl abgehen läßt, hilft Aloe. Selbst Hämorrhoiden, die empfindlich und wund sind, können mit diesem wohltuenden Homöopathikum behandelt werden. Bei Hämorrhoiden empfehlen sich außerdem kalte Umschläge zur Linderung der „Popo-Beschwerden".

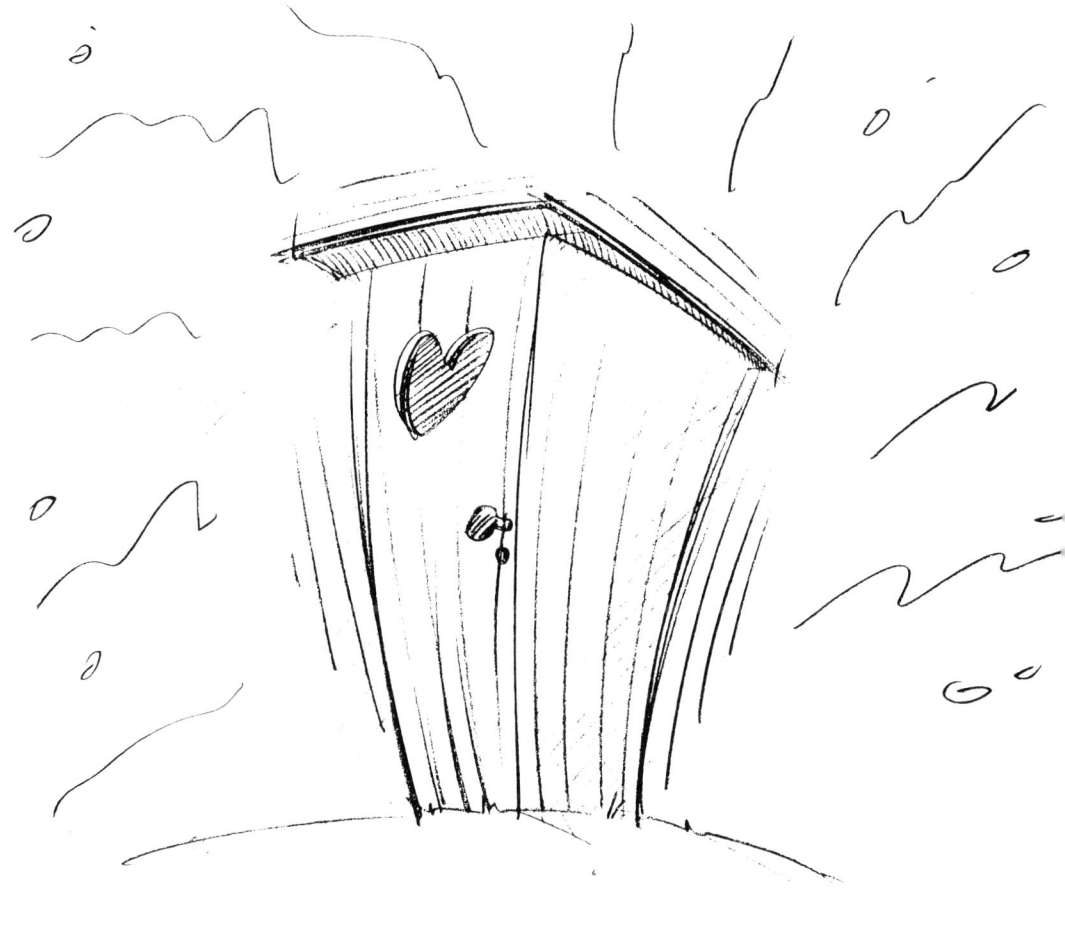

Durchfall

4. Ambra

Aus den Eingeweiden des Pottwals (Physeter macrocephalus)
stammt die ursprünglich wachsartige Substanz „Ambra"; schon im
Mittelalter war sie als wertvolles Nervenmittel von den Ärzten
hoch geschätzt. Bei Gedankenflut und Bauchgurgeln, so ist die
klassische Indikation. Weitere typische Merkmale des „Ambra-
Patienten" sind: Gedrückte, verzweifelte oder ärgerliche Stimmung; Trostlosigkeit und Angstgefühl nach dem Essen; krampfartige Darmbewegung; Gleichgültigkeit und das Gefühl, durch die
Gegenwart anderer gestört zu sein; ebenso schnelles Erröten.
Ambra ist aber traditionell vor allem dann das passende Mittel,
wenn man abends von einer wahren „Gedankenflut" überrollt
wird, und einen der Berg von Sorgen und Problemen nicht einschlafen läßt, oder wenn man nachts mit dem berühmten Chaos
im Kopf wach wird und keine Ruhe mehr findet.

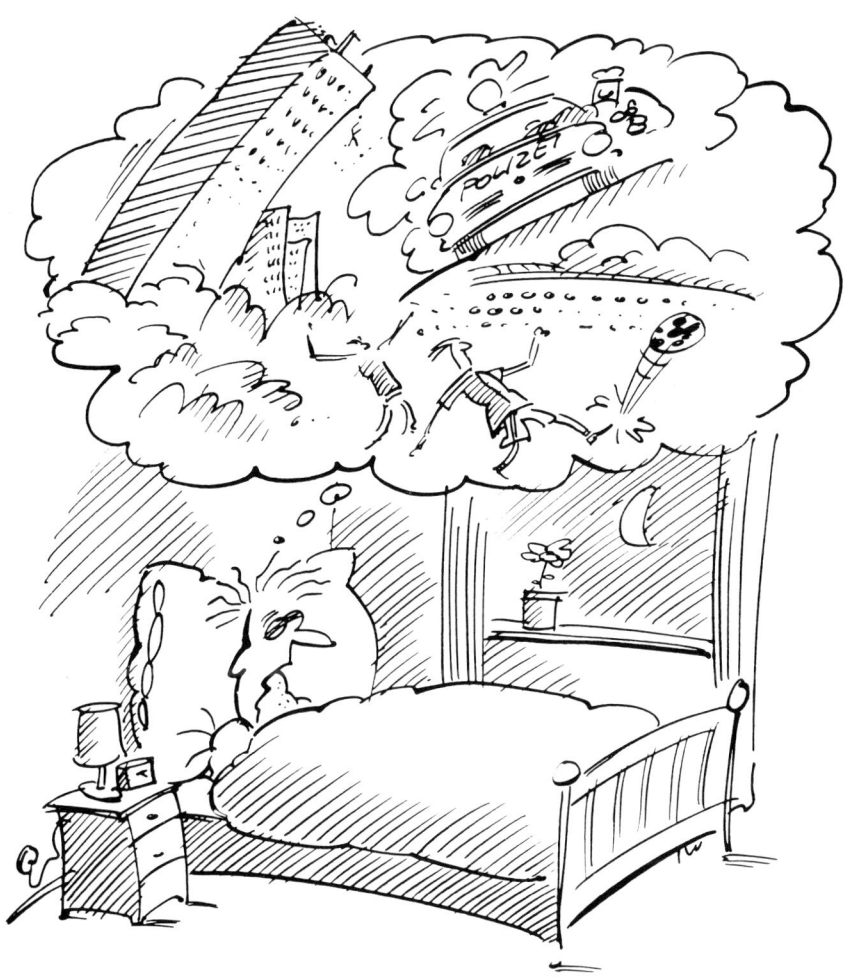

Gedankenflut

5. Apis

„Königin, der man nichts recht machen kann" muß meist als Beschreibung der „Apis"-Konstitution herhalten - erstens, weil für die Herstellung dieses Extrakts der ganze Körper der Honigbiene, „Apis mellifica", verwendet wird. Und zweitens, weil die Homöopathie damit in erster Linie alle Arten von Hautausschlägen und Allergien behandelt. Apis lindert (zusammen mit kalten Umschlägen) alle heißen, roten Schwellungen, die durch Insektenstiche verursacht worden sind. Es hilft bei einem Sonnenstich und bei manchen Allergien, wenn die Haut heiß und geschwollen ist. Als Hauptmittel wird Apis bei Scharlach mit Hautausschlag eingesetzt, und als Begleitmittel unterstützt es die Heilung von Hirnhautentzündung, Eierstockzysten, Augen-, Schilddrüsen- und Nierenentzündung.

Typische Anzeichen sind Fieber ohne Durst, Schluckbeschwerden, Schwellungen aller Schleimhäute sowie der Gelenke. Auch nach einem epileptischen oder hysterischen Anfall sollte Apis mindestens drei Tage lang gegeben werden. Und nicht zuletzt beugt die „königliche Besänftigung" eventuellen Hirnschwellungen vor.

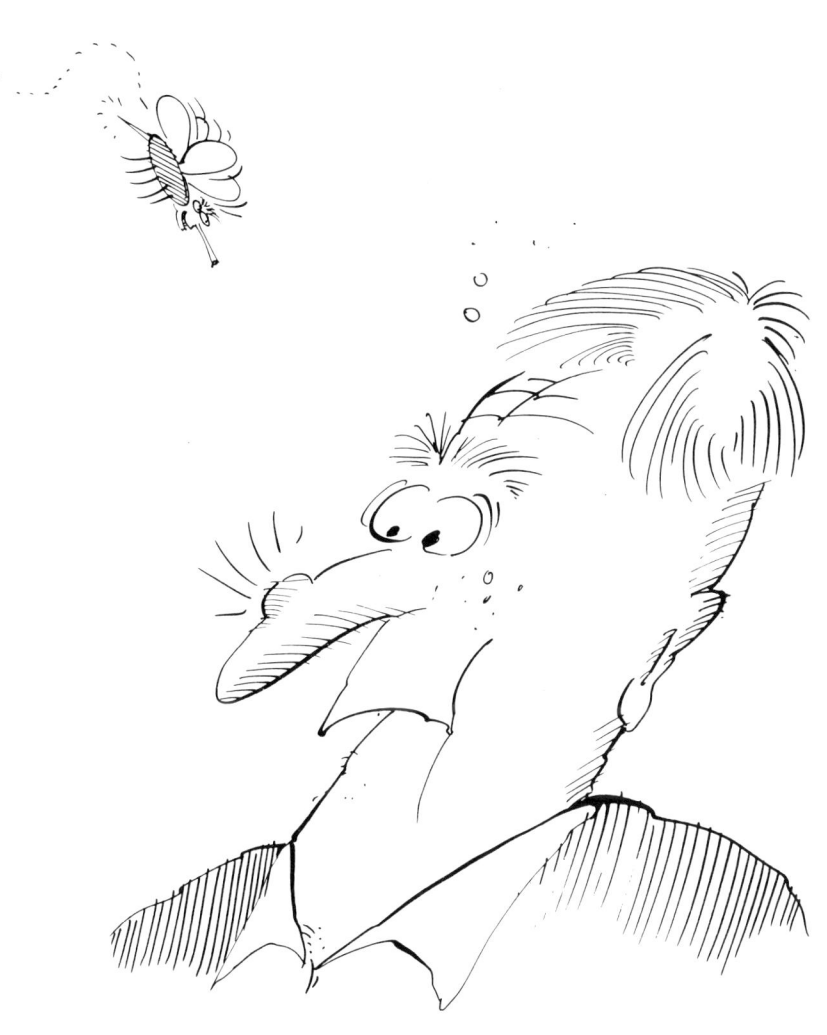

Insektenstich mit Entzündung

6. Arnica

Verwendet wird „Arnica" nach jeder Verletzung und vor jeder Operation; vor dem Gang zum Zahnarzt ebenso wie während einer Geburt. Bei jedem Eingriff in den Körper, verbunden mit Schmerzen, wirkt Arnica im wahrsten Sinne „wunderbar wohltuend". Es beruhigt und beseitigt Hitze im Kopf ebenso wie kalte Glieder, lindert Blutungen und hilft bei Rückenschmerzen und Zerschlagenheitsgefühl morgens beim Aufstehen. Vermischt mit medizinischem Alkohol wird Arnica als Tinktur für Umschläge bei allen Arten von Verletzungen und Stauchungen eingesetzt. Als Zusatzmittel ist es aber auch sehr hilfreich bei Krampfadern und Venenentzündungen sowie Blutungen unter der Haut.

Die Konstitution des „Arnica"-Typs ist vor allem geprägt von Gleichgültigkeit, Unberührtheit selbst bei Schmerzen und der Ablehnung jeder ärztlichen Hilfe.

Dieses Homöopathikum stammt aus den getrockneten, unterirdischen Teilen der „Arnica montana", dem Bergwohlverleih, der an sonnigen Plätzen im Hoch- und Mittelgebirge wächst.

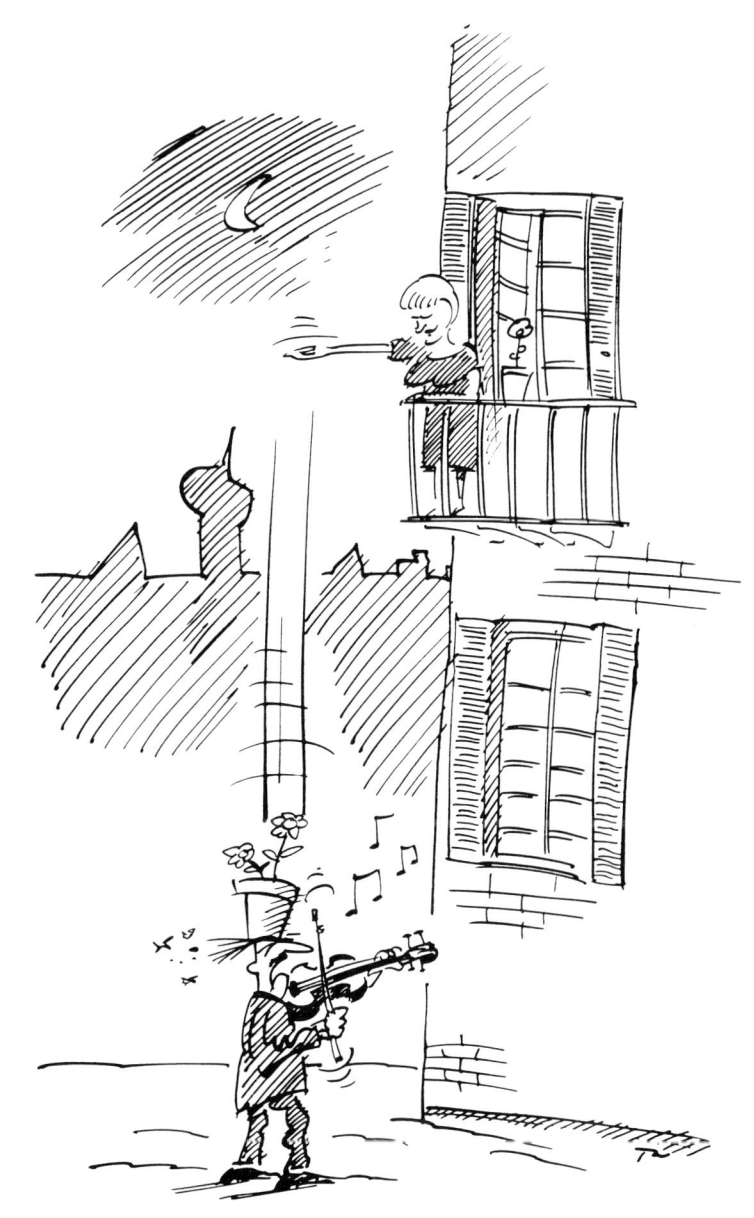

Verletzungen

7. Arsenicum album

Wenn Magen und Darm rebellieren, gibt´s nur eins: „Arsenicum album", die Feuerwehr für alle Arten von Durchfall und Erbrechen. Der Extrakt aus Arsen(III)oxid hilft zuverlässig, wenn Galle oder gar blutiger Schleim erbrochen werden und brennende Schmerzen in der Herzgrube auftreten. Die Gesichtsfarbe wird dann meist gelblich, der Pulsschlag langsamer und die Neigung zum Kollaps kann ebenso bestehen wie eine Überempfindlichkeit gegen Licht, Flimmern vor den Augen oder eine Verminderung des Hörens. Weitere Symptome sind schlechter Geschmack im Mund, Durst und Magendrücken (nach Mitternacht meist schlimmer). Dazu Angst, Spasmen der Bronchien, Neigung zu Blutungen und brennende Schmerzen. Oder Appetitlosigkeit und Ekel vor dem Essen, der schon vom Geruch der Speisen hervorgerufen werden kann. Meist treten Schwäche-Anfälle und Kraftlosigkeit dabei auf, wobei Wärme die Beschwerden lindern kann.

Die „Arsenicum album"-Konstitution ist geprägt von pedantischer Pünktlichkeit, Ängstlichkeit und Genauigkeit.

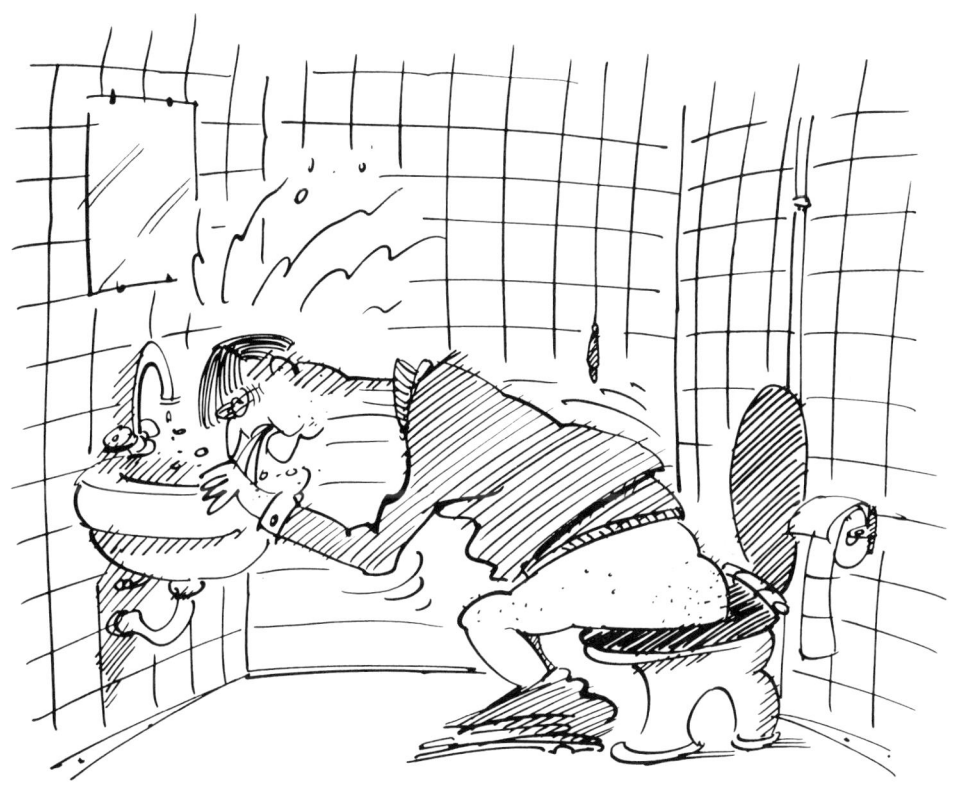

Erbrechen, Durchfall

8. Avena sativa

Nervöse Erschöpfung und Schlaflosigkeit, mangelnde Konzentration, Überreizung und Herzklopfen (oft kombiniert mit Alkoholgenuß) beschreiben in der Regel die Konstitution für „Avena sativa". Weitere Symptome für dieses Beruhigungsmittel sind unruhiger Schlaf und Eßunlust.

Generell empfiehlt sich die Einnahme am Abend; nur bei starker Unruhe wird Avena sativa am Tage verabreicht. Als homöopathisches Schlafmittel wird es mit „Passiflora" und „Zincum valerianum" kombiniert (eventuell auch mit „Ambra").

Die Substanz wird gewonnen aus der frisch blühenden Stammpflanze „Avena sativa L.", dem „Gramineae" Hafer, der in allen gemäßigten Zonen angebaut wird.

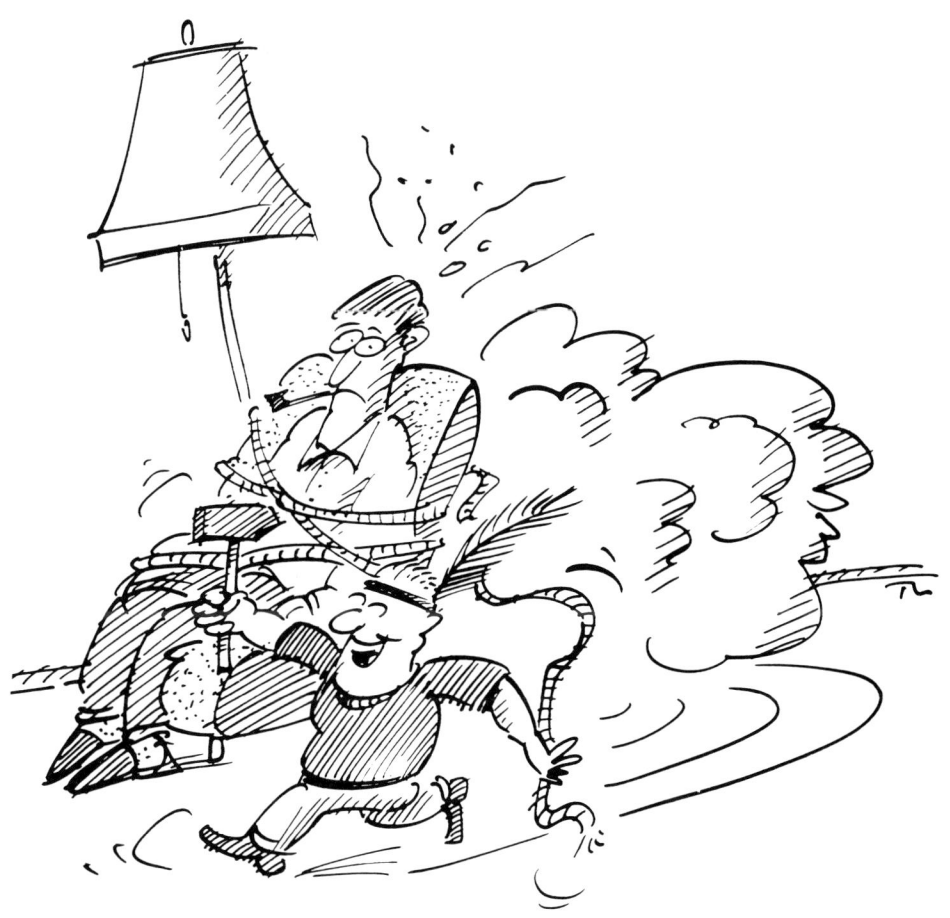

Starke Unruhe

9. Belladonna

Weil „Belladonna" Alkaloide, unter anderen Atropin enthält, ist es besonders hilfreich zur Lösung von Krämpfen, vor allem bei Migräne. Typische Anzeichen sind Blutandrang zum Kopf mit rotem Gesicht, kombiniert mit kalten Händen und kalten Füße, wobei Licht, Berührung und Geräusche, Erschütterung, Aufregung und direktes Sonnenlicht den Zustand verschlechtern können. Weitere Symptome sind unruhiger Schlaf mit Träumen und Zähneknirschen; Trockenheit im Mund sowie Schwellungen des Zahnfleisches mit einer roten, geschwollenen Zunge, die fast einer Erdbeere gleichen kann.

Belladonna hilft bei Halsschmerzen zusammen mit „Hepar sulfuris". Und es ist das erste Mittel bei Fieber mit Schwitzen.

Konstitution: Heißer Kopf, starre Augen, Erregungszustände, Delirien, Verwirrung und Halluzinationen - möchte entfliehen; beißt und schlägt um sich.

Verwendet wird die frische, am Ende der Blütezeit gesammelte Tollkirsche („Atropa belladonna L./Solanaceae"), allerdings ohne die verholzten, unteren Stengelteile.

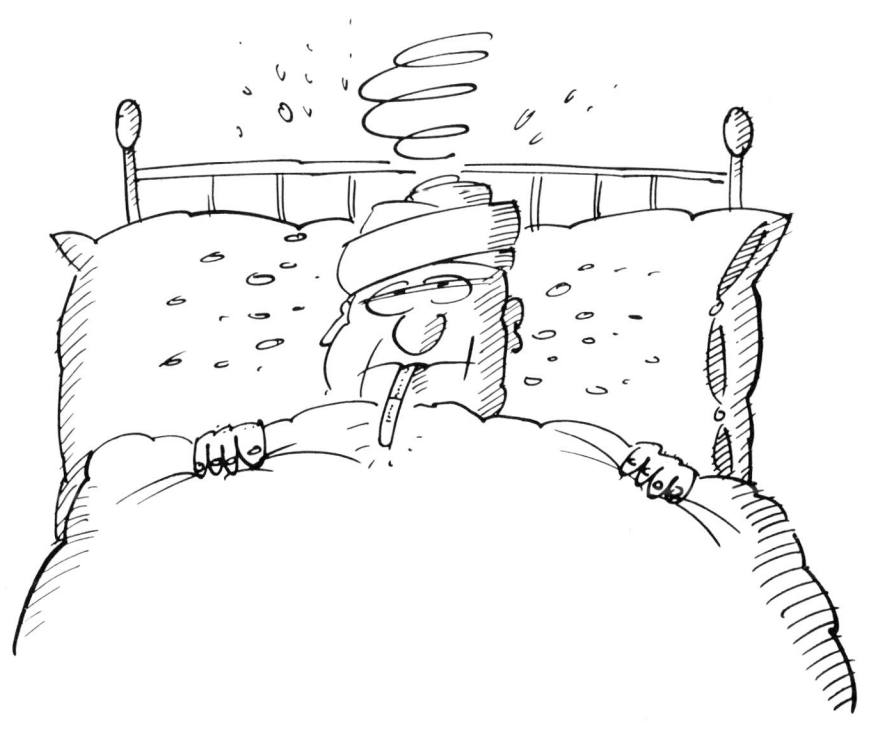

Fieber mit Schwitzen

10. Berberis

Zusammen mit „Cantharis" hilft „Berberis", ein hervorragendes Blasen- und Nierenmittel, besonders gut bei brennenden Schmerzen beim Wasserlassen. Weitere Symptome sind übler Mundgeruch, Bläschen am Zungenrand, Hautjucken und vor allem Kopfschmerzen am Hinterkopf (am Blasenmeridian), wobei diese Beschwerden abends beziehungsweise nachts meist schlimmer werden. Zugrunde liegt eine schlechte Stoffwechselfunktion der Leber, durch die eine Übersäuerung des Blutes mit anschließender Überlastung der Nieren entsteht. Begleitet wird dieses Krankheitsbild von schlechtem, bitterem Geschmack im Mund, von Übelkeit und Magendruck sowie stechenden und brennenden Schmerzen in der Leber-, Nieren- und Gallengegend. Auffällig sind auch die Schmerzen in den Fersen, die sich beim Gehen verschlimmern. Die Hand- und Fingergelenke sind oft geschwollen (Rheuma). Durst wechselt sich mit Durstlosigkeit ebenso ab wie Heißhunger mit Appetitlosigkeit oder Durchfall mit Verstopfung.

Konstitution: Gedrückt, abgespannt und gleichgültig. Häufiger Wechsel von Schmerzen, je nach Charakter, und Mattigkeit.

Die getrocknete Wurzel der Berberitze (Berberis vulgaris L./ Berberidaceae), auch Sauerdorn genannt, ist Ausgangssubstanz für dieses Blasen- und Nierenmittel.

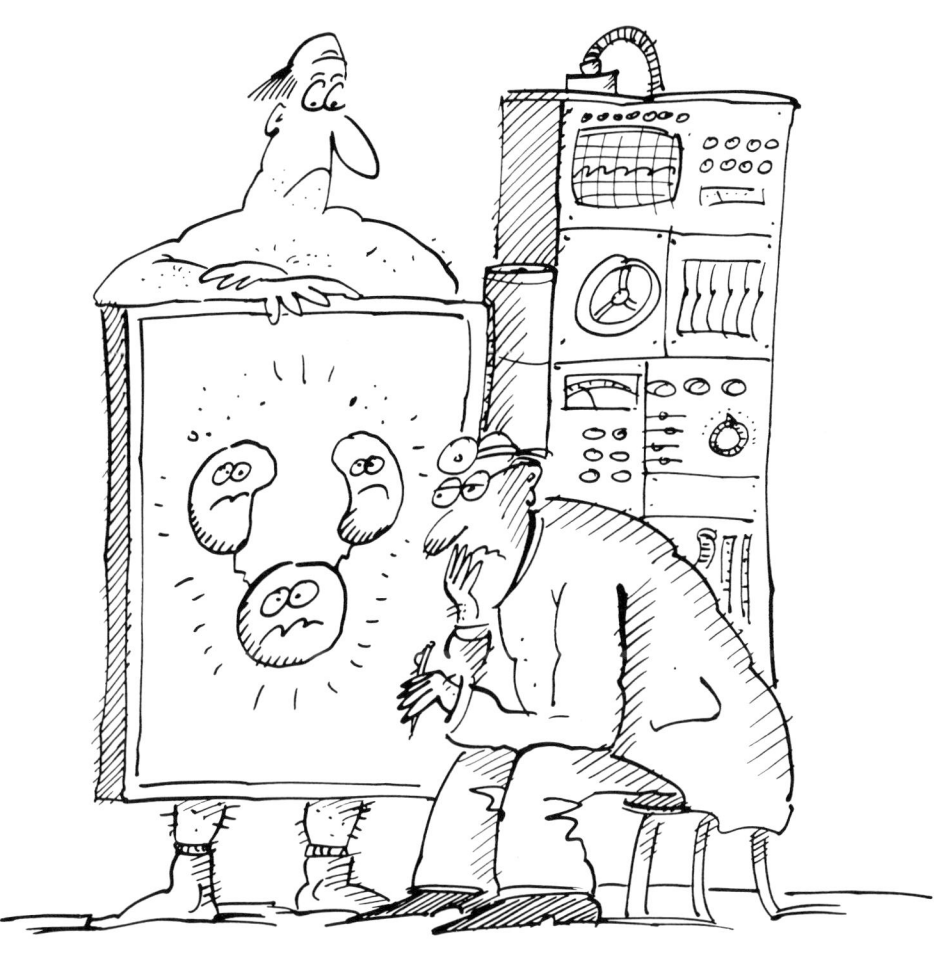

Blasenbeschwerden

11. Bryonia

Wenn Menschen den Halt verloren haben, spricht die Homöopathie vom „Bryonia"-Typ. Angezeigt ist diese Heilmittel deshalb vor allem bei Rücken- und Gelenkschmerzen, wobei sich diese Beschwerden in der Regel durch Bewegung und Ärger verschlimmern.

Ebenso hilft „Bryonia" bei trockenem Husten mit wenig Schleim und starkem Durstgefühl. Auch zur Behandlung von Lungen- und Rippenfellentzündungen wird Bryonia oft als Zusatzmittel (im Wechsel mit „Phosphorus") eingesetzt. Weitere Indikationen: Gallenblasenentzündung, Blinddarmschmerzen oder geschwächte Schleimhäute.

Symptomatisch sind die geschwollenen Gelenke und die stechenden Schmerzen, so daß jede Bewegung ängstlich vermieden wird. Ebenso die prinzipielle Besserung der Beschwerden an der frischen Luft.

Zur Herstellung von Bryonia wird die frische, vor der Blütezeit geerntete Wurzel der Zaunrübe verwendet (Bryonia cretica L. ssp. dioica Tutin./Cucurbitaceae).

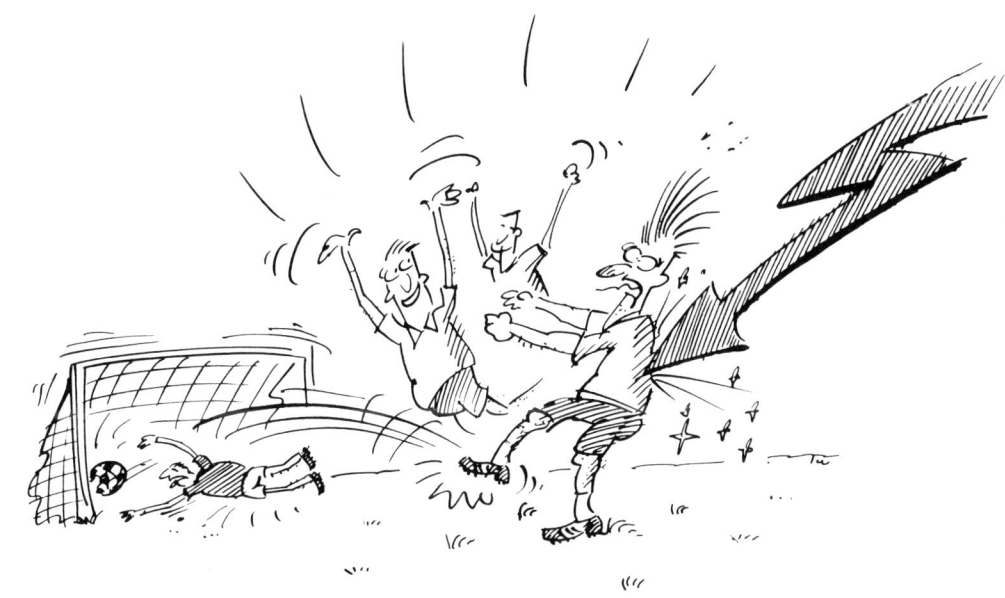

Rückenschmerz,
der sich bei Bewegung verschlimmert

12. Cactus

„Cactus" ist ein Heilmittel, das vor allem zur Bekämpfung von stechenden Herzschmerzen und allen Arten von Zusammenschnürungsgefühl eingesetzt wird. Darunter fallen Blase und Speiseröhre ebenso wie Luftröhre (Atembeengung) und Herz (Angina pectoris). Typisch sind unregelmäßige Blutverteilungen und Wallungen im Kopf, ein rotes Gesicht und Nasenbluten bei rascher Bildung von Blutklumpen.

Die Konstitution läßt sich so beschreiben: Der „Cactus"-Typ hat eine feste, äußere Schale, die bei Berührung sofort sticht. Er ist gedrückt, gereizt, von Todesangst geplagt und will alleine sein.

Die „Königin der Nacht", jene wilde Kaktuspflanze aus Mittelamerika (Selenicereus grandiflorus), deren Blüten nur wenige Stunden während einer Nacht geöffnet sind, und die bei uns gerne als Topfpflanze gezüchtet wird, spendiert im Juli ihre jüngsten Blüten und Stengel zur Herstellung von Cactus.

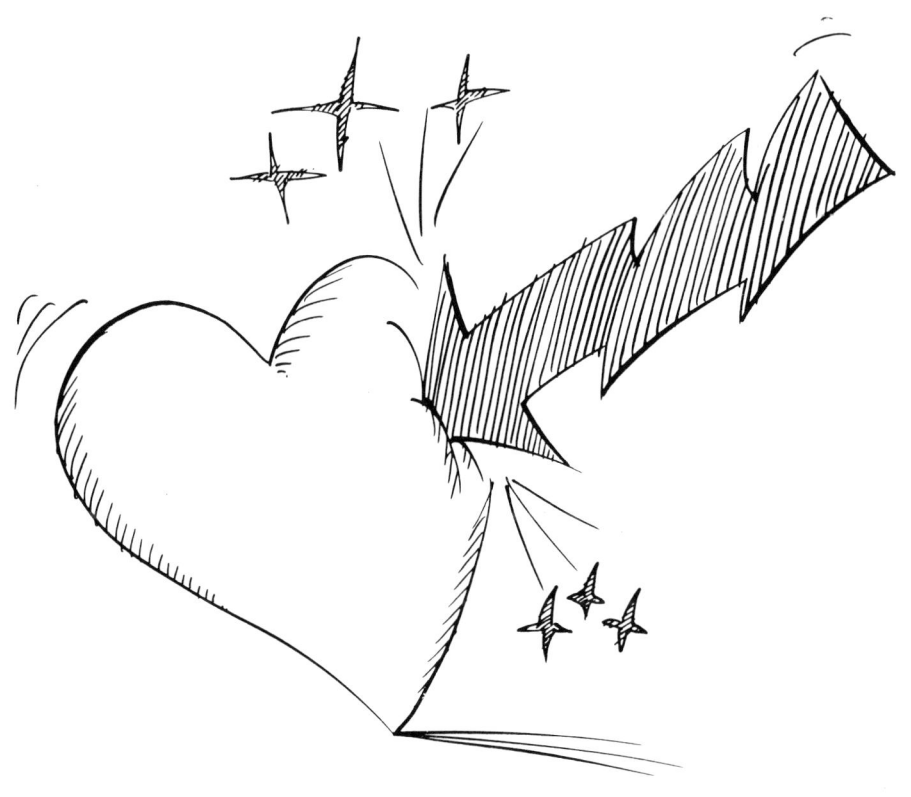

Stechende Herzbeschwerden

13. Cantharis

Bei Verbrennungen aller Art, inklusive Sonnenbrand, ist „Cantharis"
das erste Mittel. Nach dem ausgiebigen Abspülen der verbrannten
Stelle mit kaltem Wasser wird dieses Heilmittel alle fünf Minuten
solange eingenommen, bis die Schmerzen verschwunden sind.
Auch bei Brennen in Mund oder Rachen und echten Schluckbeschwerden; bei Blasenreizung und -entzündung (siehe auch
„Berberis") oder nur bei brennendem Gefühl beim Wasserlassen
ist Cantharis als schnelle Hilfe angezeigt.

Die Konstitution ist in erster Linie geprägt von starkem Sexualtrieb
sowie dem andauernden, vergeblichen Versuch, etwas zustande zu
bringen.

Hergestellt wird diese Substanz aus dem getrockneten und pulveri-
sierten Käfer „Lytta vesicatoria" - auch spanische Fliege genannt.

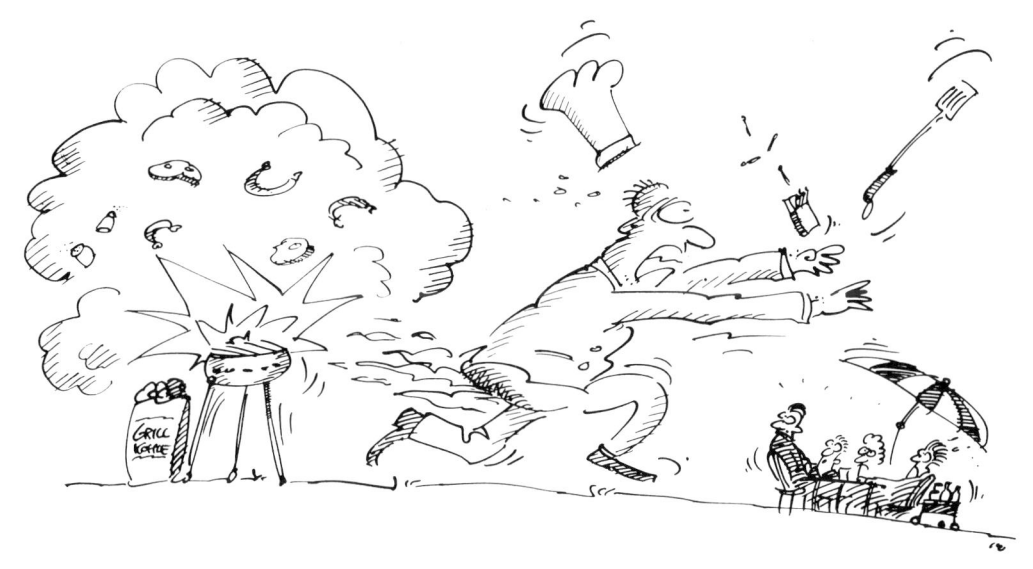

Brennende Schmerzen

14. Carbo vegetabilis

Wer von Ohnmachtsanfällen geplagt wird und sich zeitweise so richtig zum Sterben fühlt, kann getrost zu „Carbo vegetabilis" greifen. Denn diese Substanz aus der gut ausgeglühten Kohle von Rotbuchen oder Birkenholz hilft hervorragend bei Kreislauf- schwäche mit den typischen Symptomen wie blasses Gesicht, schwacher Puls, kalte Hände und kalte Füße, Schlechtsein im Magen und Schwächegefühl.

Für die Konstitution typisch sind deshalb Anzeichen wie Angst- gefühl, Gleichgültigkeit und Gedächtnisschwäche sowie ärgerli- che Reizbarkeit.

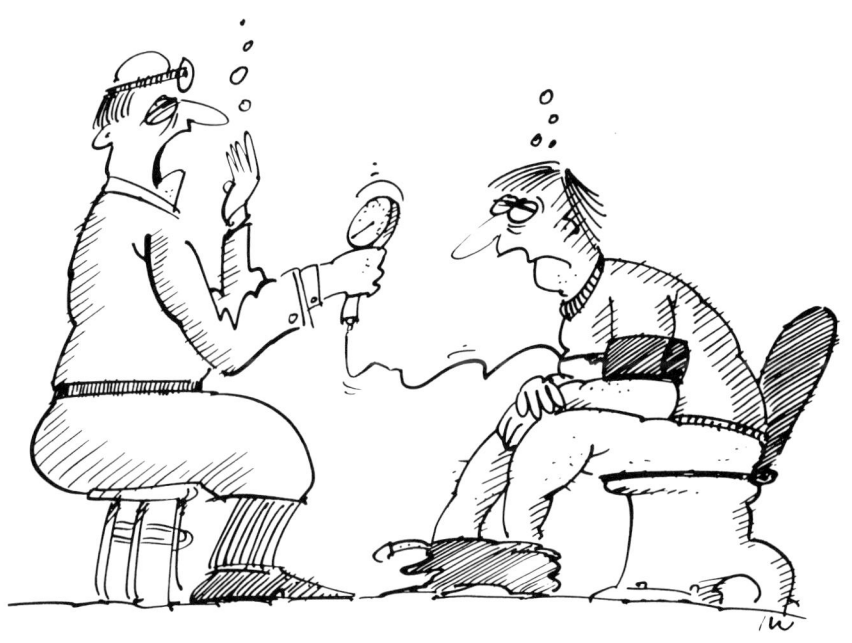

Niedriger Blutdruck, Durchfall

15. Causticum

Husten, Halsweh, Heiserkeit - „Causticum", das Destillat aus
gebranntem Kalk, der wiederum aus Marmor gewonnen wird,
hilft bei Krampfhusten und dann, wenn bei jedem Husten, Niesen
oder Lachen Urin abgeht. Ebenso erfolgreich wirkt Causticum bei
Heiserkeit, die sich durch Abhusten bessert, meist kombiniert mit
Trockenheitsgefühl, Rauhheit und Schwellungen sowie Wundheitsgefühl im Hals. (Wasser zu trinken bringt da schon Linderung.)

Causticum hilft aber auch bei rissigen Warzen, juckend brennenden Ekzemen hinter den Ohren, Sand- oder Trockenheitsgefühl in
den Augen mit Lichtscheu und generell bei brennenden Schmerz-
en, Sonnenbrand und richtigen Verbrennungen (als Zusatzmittel).
Ebenso positiv wirkt es bei Bauchkrämpfen, Spasmen oder
Lähmungserscheinungen.

Konstitution: Angst und ängstliche Vorstellungen im Dunkeln,vor
allem nachts im Bett. Starkes Verlangen nach Süßigkeiten.

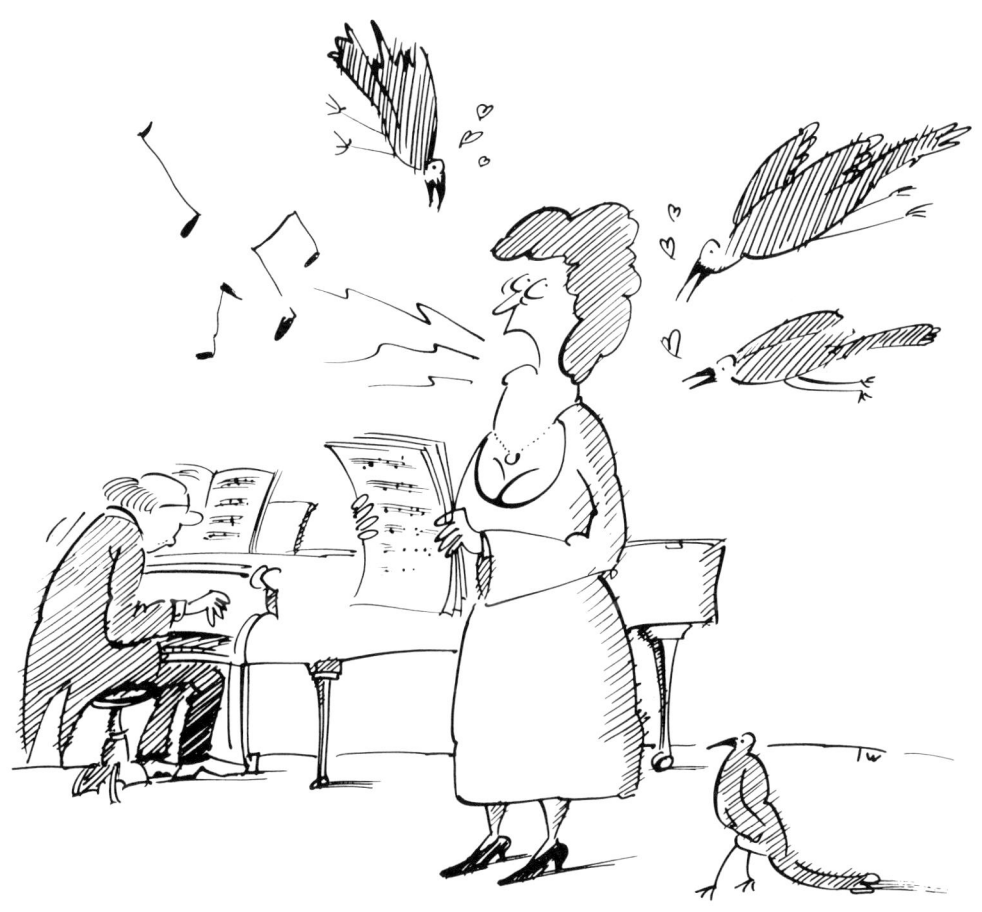

Heiserkeit

16. Cepa

Generell ist „Cepa" das typische Mittel bei Fließschnupfen oder wenn die Augen brennen und lichtempfindlich sind. Dann herrrscht meist starker Nasensekret- und Tränenfluß, der die Haut nicht wund macht. Alle Symptome werden meist im Freien beziehungsweise durch kalte Luft besser. Bei Mittelohrentzündung eignet sich Cepa als Zusatzmittel.

Für phlegmatische Patienten mit dem Gefühl von glühender Hitze in verschiedenen Körperteilen - von „Cepa"-Konstitution spricht man bei rundlichen Menschen, die zu Wassereinlagerung (Ödemen) neigen und oft recht scharf reagieren.

Die Stammpflanze „Allium cepa", die Zwiebel, ursprünglich als Küchengewächs angebaut, liefert die Substanz aus den Blattscheiden und den vom Stamme eiförmig gebildeten Zwiebeln.

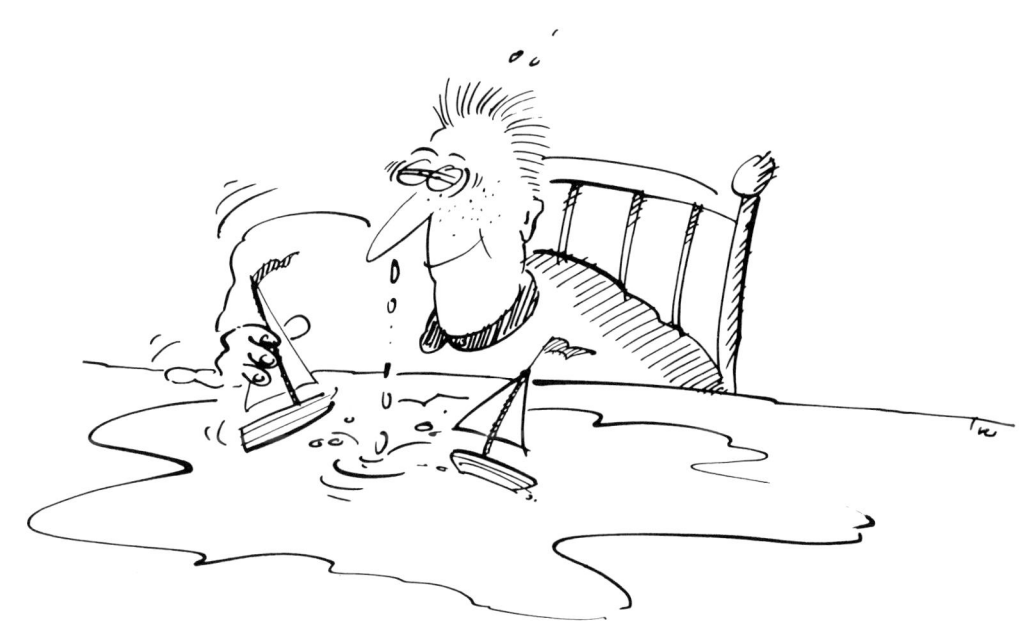

Fließschnupfen

17. Chamomilla

Die gute alte Kamille ist nicht nur altbewährtes Hausmittel für allerlei Wehwehchen, sondern als Homöopathikum das Kindermittel Nr. 1, wenn es um Wutausbrüche, Zahn- oder Bauchschmerzen geht. Denn „Chamomilla" löst Verkrampfungen und hat eine beruhigende Wirkung auf das Nervensystem.

Die Konstitution läßt sich so beschreiben: Ungeduldig, zornig und unschlüssig; will etwas haben, doch sobald es erreicht ist, wird es wieder verworfen. Deswegen sind viele Casanovas ein „Chamomilla"-Typ. Kinder, die Chamomilla brauchen, wollen immer auf dem Arm getragen werden und sind auch nur so zu beruhigen. Manchmal reagieren sie schon gereizt, wenn sie nur angesehen oder angesprochen werden. Wobei sich alle Symptome am Abend und in der Nacht verschlimmern. Der Schlaf ist unruhig und oft weinen, husten oder schreien die Kinder. Erwachsene Patienten klagen oft über Ohrenschmerzen und können keine Musik ertragen. Auch Wärme wird als unangenehm empfunden und verschlimmmert die Beschwerden. Besonders häufig sind nächtliche Durchfälle oder Koliken, und interessanterweise werden nachts oft die Füße aus dem Bett gestreckt.

Zur Herstellung wird die frische, zur Zeit der Blüte gesammelte, ganze Wurzel von „Matricaria chamomilla".

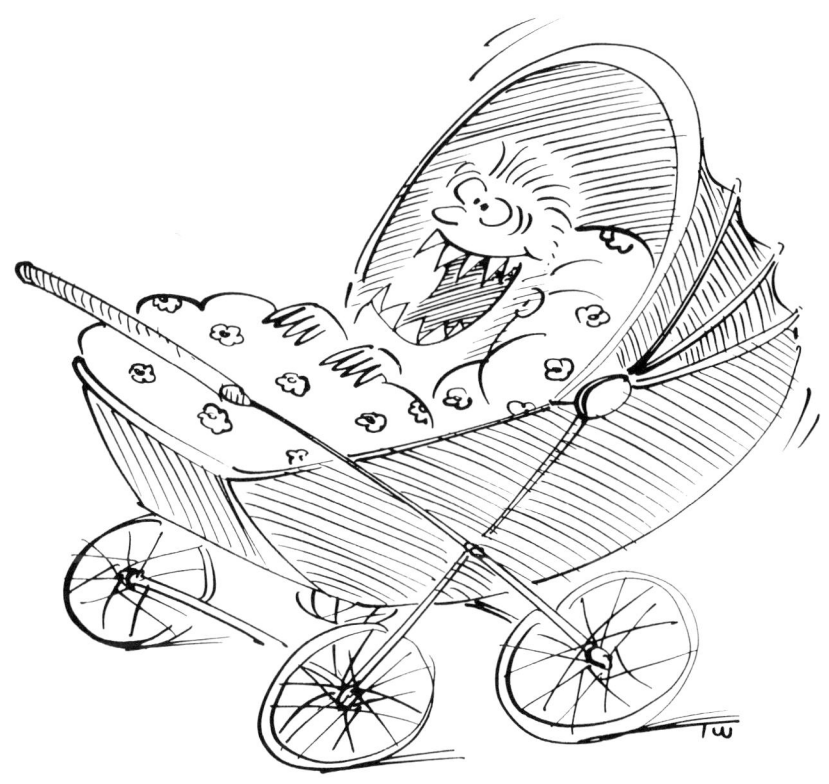

Beschwerden beim Zahnen

18. Clematis

Dieses Homöopathikum ist zusammen mit „Phytolacca" das wichtigste Heilmittel, wenn die Lymphknoten schmerzen und geschwollen sind. Ebenso hilft es bei geschwollenen Hoden, Brennen und Stechen in der Harnröhre oder wenn die vollständige Entleerung der Blase Schwierigkeiten bereitet. (Der Strahl beim Wasserlassen ist unterbrochen - deshalb ist Clematis eine besondere Empfehlung für den älteren Herrn!)

Zum Einsatz kommt Clematis jedoch auch bei heraustretenden Krampfadern, bei juckendem, wäßrigem Hautausschlag, Bläschenbildung im Hals oder Schwellung der Halsdrüsen sowie Rauheit und Stechen beim Schlucken.

Die Konstitution ist geprägt von großer Schläfrigkeit.

Die Stammpflanze wächst auf sonnigen Hügeln und in lichten Gebüschen in Mittel- und Südeuropa - „Clematis recta", die steife Waldrebe, die zu Beginn der Blütezeit gesammelt und komplett verwendet wird.

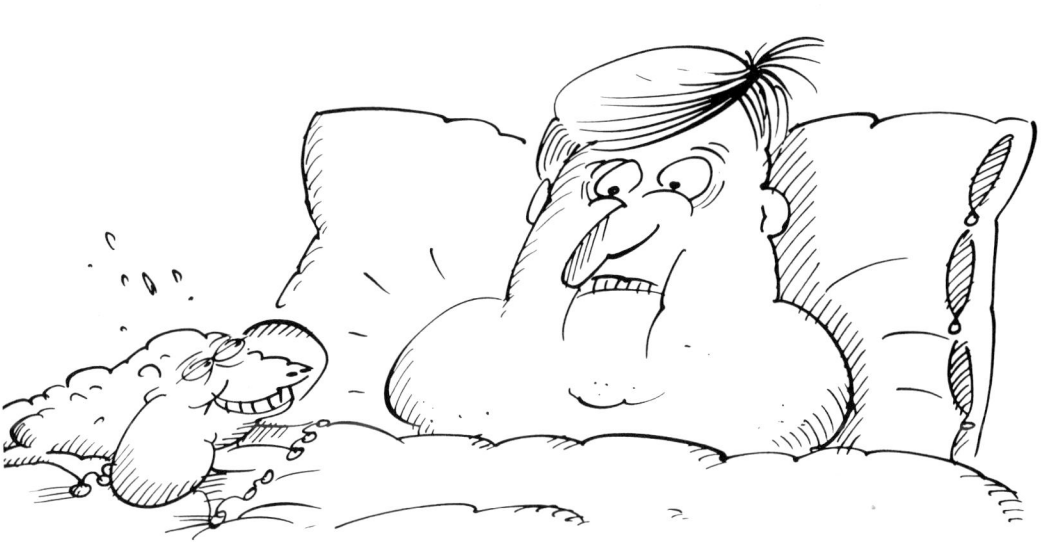

Geschwollene Lymphknoten

19. Cocculus

Wenn einer eine Reise tut ... und ihn krampfartiges Erbrechen befällt, dann ist „Cocculus" angesagt. Bei Reisekrankheit (Auto, Flugzeug oder Schiff) kommt es hin und wieder vor, daß bereits der Geruch von Essen Übelkeit erzeugt. Weitere Symptome sind Kopfschmerzen durch Gefäßspasmen und krampfartige Schmerzen im Gesicht beim Öffnen des Mundes. Außerdem: Schluckauf, spastisches Gähnen, Einknicken der Knie, lähmender Schmerz im Kreuz, Zittern der Hände, Knacken in den Knien bei Bewegung, Schwäche-Anfälle, Fieber, Frösteln mit Schwitzen und Hitze der Haut ... nervliche Überanstrengung macht das Ganze noch schlimmer.

Als klassische Konstitution wird motorische Unruhe genannt. Der „Cocculus"-Typ sorgt sich um die Gesundheit anderer, begreift relativ langsam, kann Widerspruch nicht ertragen, ist traurig und reagiert oft überreizt.

Verwendet werden die reifen, getrockneten Früchte der „Anamirta cocculus", einer Pflanze, die in Indien, Ceylon und Indonesien zuhause ist - in unseren Gefilden nur als „Kokkelskörner" ein Begriff.

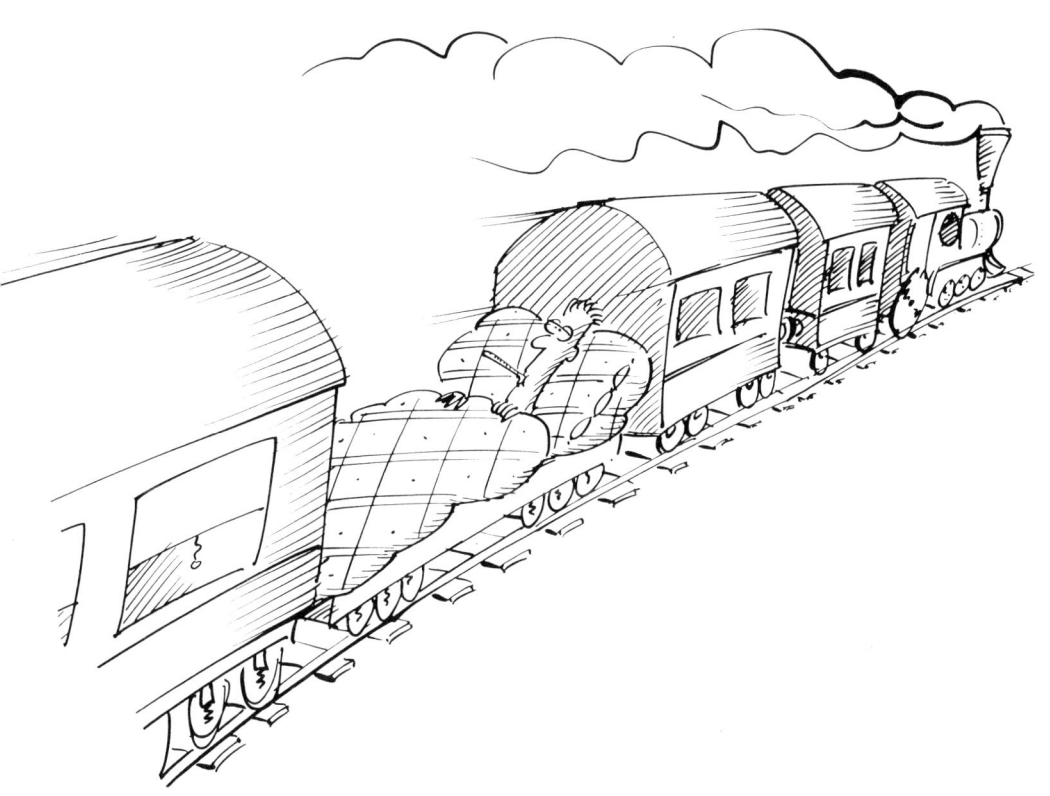

Reisekrankheit

20. Colocynthis

Ungeduld, Reizbarkeit und leichtes Gekränktsein durch Beleidigungen - so wird die Konstitution des „Colocynthis"-Typs beschrieben.

Zur Anwendung kommt dieses Heilmittel, wenn Sie stechende, kolikartige Schmerzen haben, die Sie sich zusammenkrümmen lassen. Meist sind es Krämpfe im Bauch-, Magen-, Darm-, Harnleiter- und Hüftbereich, die sich nachmittags und nachts sowie durch Ärger und Bewegung verschlimmern. Dem starken Wärmebedürfnis sollten Sie unbedingt nachgeben und sich die nötige Ruhe gönnen.

Colocynthis ist außerdem das beste Mittel gegen Bleivergiftung.

Dieser heilsame Stoff stammt von der Pflanze „Citrullus colocynthis" - bei uns Koloquinte genannt -, die in Vorderasien, Nordafrika und Südarabien wächst und deren geschälte, entkernte Früchte verwendet werden.

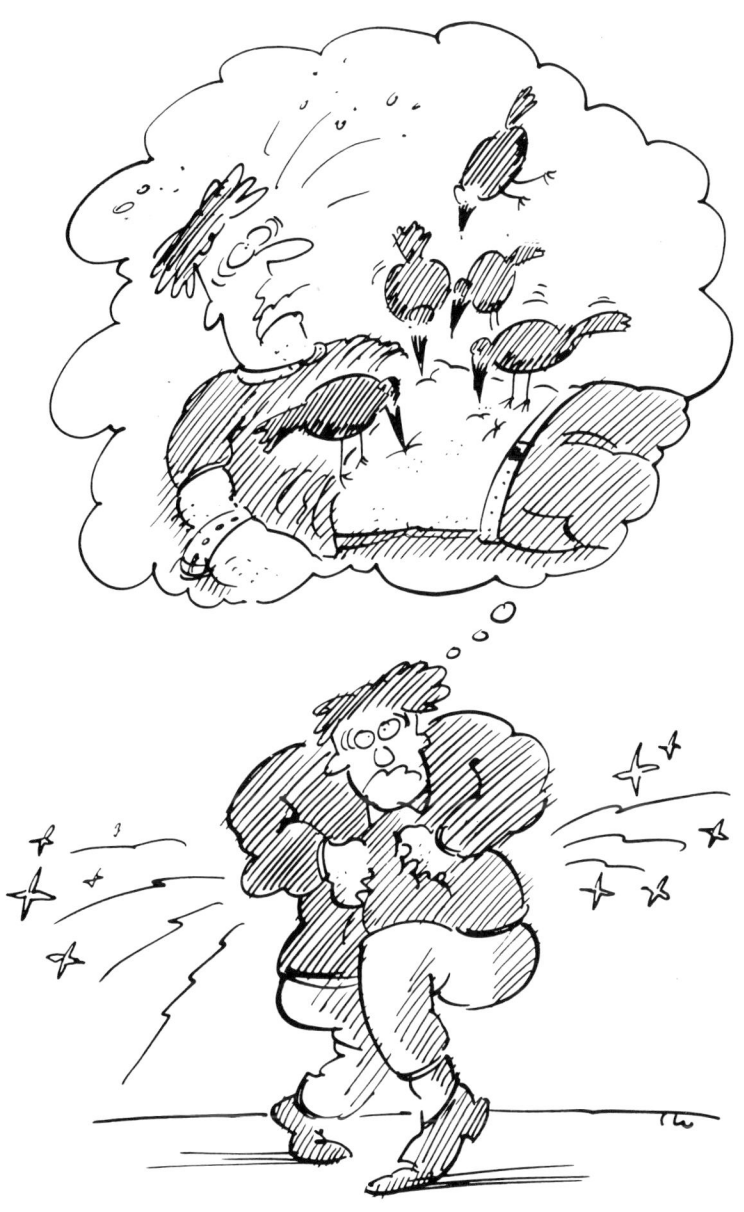

Stechende Schmerzen

21. Cuprum

Reines metallisches Kupfer wird zur Herstellung von „Cuprum" gebraucht; diese Substanz ist das erste Mittel für jegliche Art von Krämpfen. Sei es als Zusatzmittel bei Epilepsie, Bauchkrämpfen, Keuchhusten mit Erbrechen, Asthma, Darmkolik mit Durchfall, Migräne, Muskel- oder Wadenkrämpfen.

Als Spurenelement ist Kupfer für Wachstum und Fortpflanzung von großer Bedeutung. Auch chronischen Schnarchern fehlt es oft an Cuprum. Als Ergänzung darf Cuprum auch bei der Einnahme von Eisen nicht fehlen, da der Körper das Eisen alleine nicht ausreichend resorbieren kann.

Konstitutionsbeschreibung: Ein verkrampftes Wesen - bis hin zu echter Verwirrung der Gedanken.

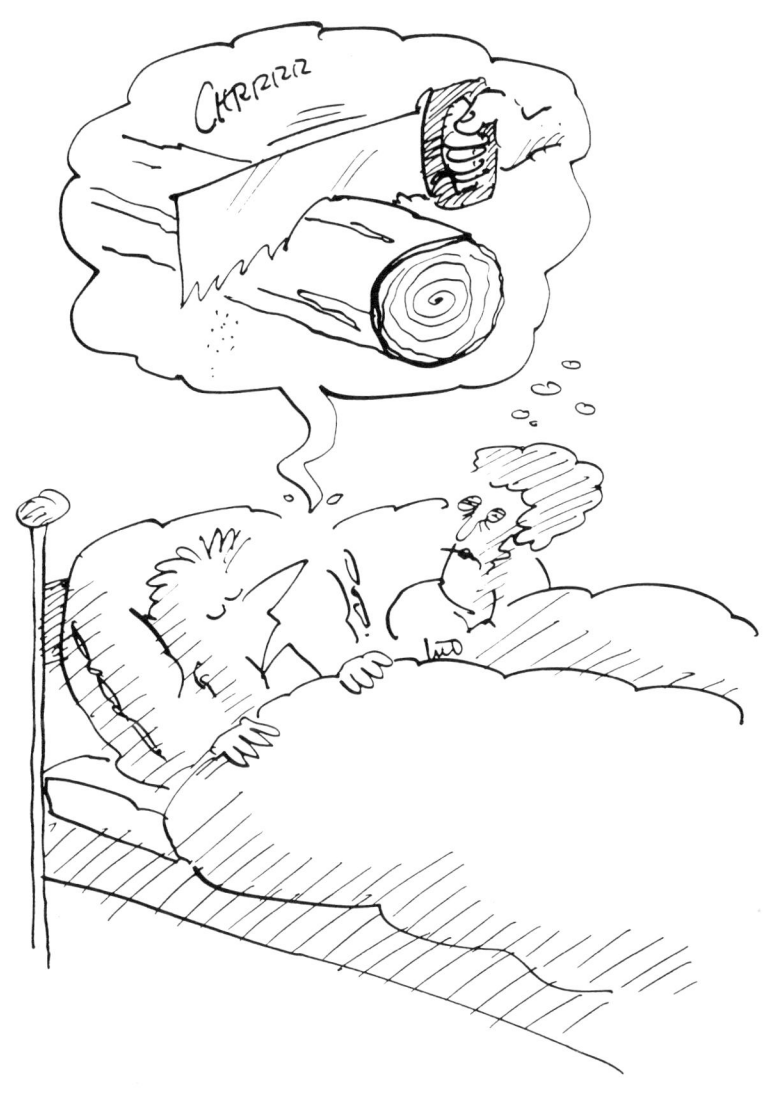

Schnarchen, Krampfen

22. Drosera

Leiden Sie an trockenem, krampfartigem Husten, und haben Sie Schmerzen in der Brust, die durch Aufpressen der Hände gebessert werden, dann können Sie getrost zu „Drosera" greifen. Ebenso beim Beginn einer Bronchitis. Typische Symptome sind hier eine tiefe, heisere Stimme, asthmatisches Sprechen, Würgen und allgemeine Heiserkeit, wobei sich sämtliche Anzeichen nach Mitternacht verschlimmern. Typisch bei Kindern sind plötzliche Hustenanfälle beim Hinlegen.

Die klassische Konstitution wird mit Niedergeschlagenheit sowie Abneigung gegen körperliche und geistige Arbeit beschrieben.

Verwendet wird die frische, zu Beginn der Blüte gesammelte Pflanze von „Drosera rotundifolia", bei uns als Sonnentau bekannt, die in den Mooren von Europa, Asien und Nordamerika zuhause ist.

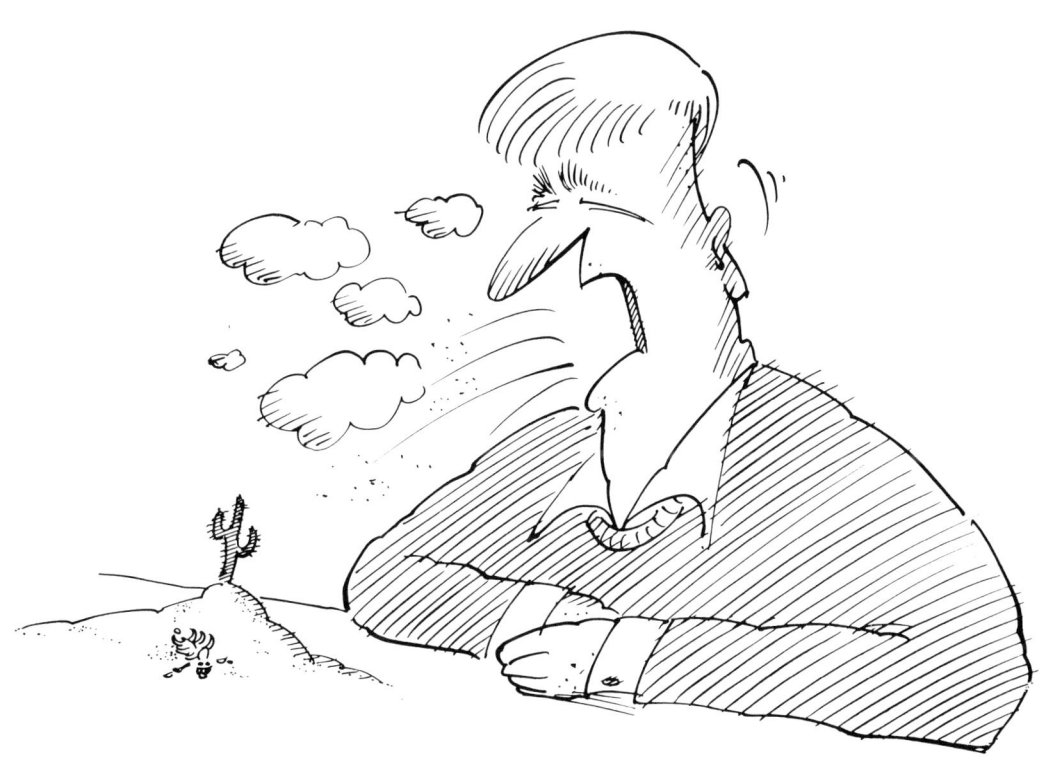

Trockener Husten

23. Dulcamara

Zunächst das typische Mittel bei Erkältungen, die man sich einfach durch Nässe und Kälte zugezogen hat, wobei sich das so auf die Augen schlagen kann, daß man nicht mehr so gut sehen kann. Auch bei Wetterwechsel von Wärme zu Kälte ist „Dulcamara" zu empfehlen. Weitere Symptome: Hautausschläge, die wie Flohstiche aussehen, Rheuma und Husten, Schmerzen beim Wasserlassen, unwillkürlicher Harnabgang und Blasenentzündung sowie Blasenschwäche infolge von Durchnässung. Aber auch bei Muskelrheuma oder roten Flecken wie bei Scharlach, die am ganzen Körper auftreten, hilft dieses Mittel.

Von der Konstitution her ist „Dulcamara" ein ungeduldiger Typ, der gern vor Wut mit den Füßen stampft.

Gewonnen wird dieses Heilmittel aus den jungen, vor der Blütezeit gesammelten Schößlingen samt Blättern des bei uns bekannten Bittersüß - genauer gesagt, der Pflanze „Solanum dulcamara", die vornehmlich an Bächen, Flußufern und in feuchten Büschen beziehungsweise in den Überschwemmungsgebieten von Europa, Nordafrika und China wächst.

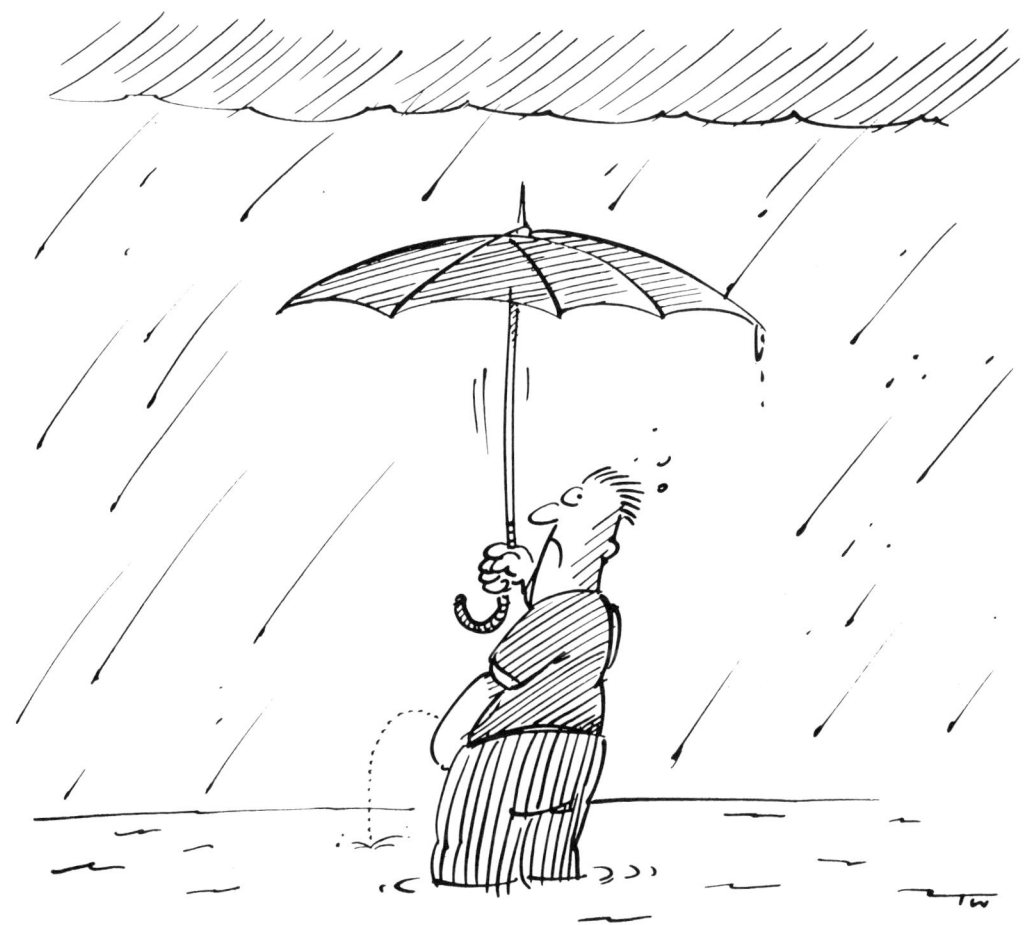

Folgen von Durchnässung

24. Echinacea

Alles, was zu Entzündungen neigt, schreit nach „Echinacea". Zusammen mit anderen dient dieses homöopathische Mittel immer erstmal als Basistherapie, wenn es darum geht, die Abwehrkräfte zu steigern und das Immunsystem zu mobilisieren. In der Tat ist eindeutig bewiesen, daß nach Einnahme der Urtinktur (Echinacin Tropfen) weiße Blutkörperchen, also die Leukozyten, die Polizei in unserem Körper, vermehrt ausgeschüttet werden. Zusammen mit „Lachesis" und „Pyrogenium" wirkt „Echinacea" wie ein homöopathisches Antibiotikum und sorgt für eine erhebliche Steigerung der allgemeinen Abwehrleistung.

Konstitution: Gefühl von Müdigkeit und häufiges Erröten im Gesicht.

Verwendet für dieses Mittel wird die ganze, frisch blühende, schmalblättrige Pflanze „Echinacea angustifolia" inklusive Wurzel.

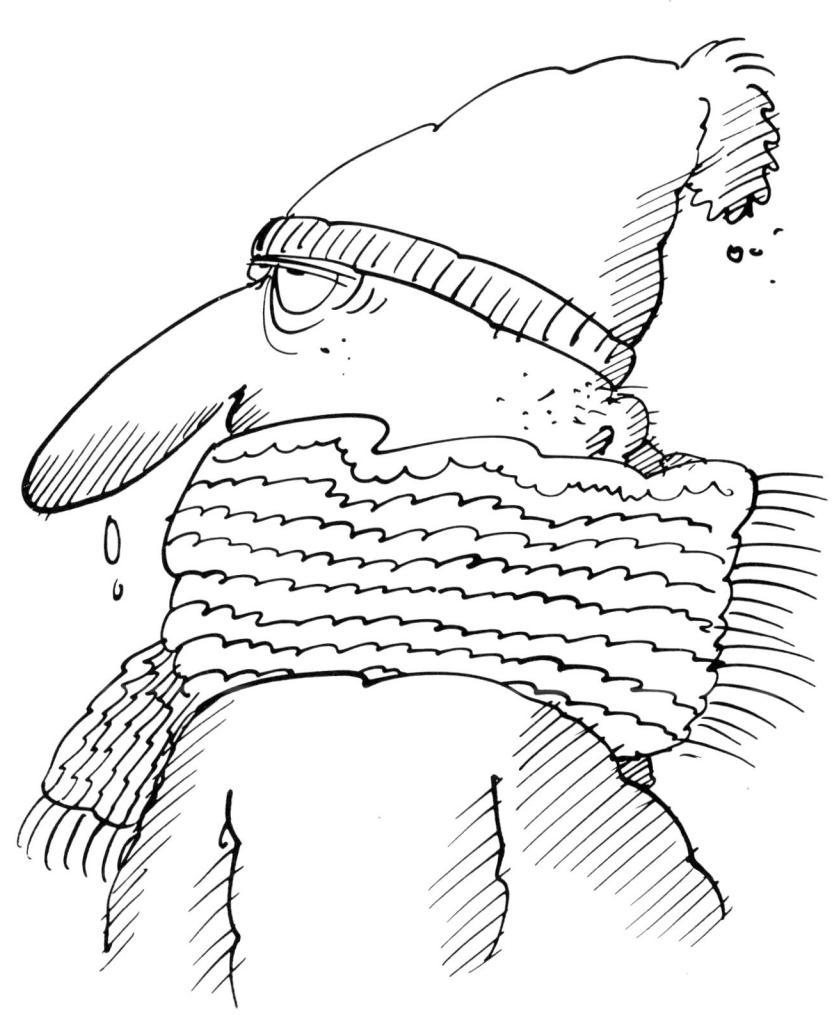

Entzündung

25. Eupatorium

Der Volksmund nennt sie „Knochenrenker", die Stammpflanze „Eupatorium purpureum", die an den Seen und Bächen Nordamerikas zuhause ist und ihrer heilenden Eigenschaften wegen das Mittel der Wahl ist bei Knochenverletzungen, Muskel- und Gliederschmerzen. Bei Knochenbrüchen wird es zusammen mit „Symphytum" angewandt.

Eupatorium ist jedoch auch das wichtigste Mittel bei Grippe, Fieber mit Schmerzen am ganzen Köprer, klopfendem Kopfweh, schmerzhaftem Husten sowie erhöhter Reizbarkeit der Blase, oder wenn Sie sich ganz besonders zerschlagen fühlen.

Die Konstitution ist geprägt von Selbstmitleid. Motto: „Alle sind gegen mich! Keiner kümmert sich um mich!"

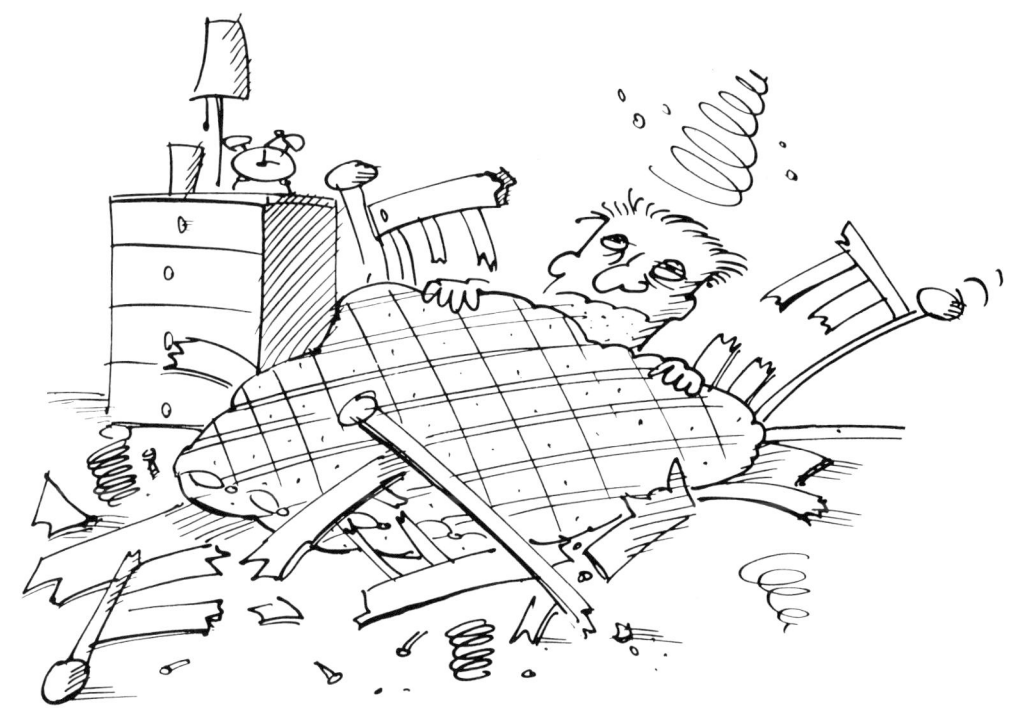

Zerschlagenheitsgefühl

26. Ferrum phosphoricum

Zur Herstellung von „Ferrum phosphoricum" nimmt man reines Eisen (III)-Phosphat; diese Substanz wird einerseits ganz allgemein bei Fieber und Entzündungen eingesetzt, zum Beispiel bei Mittelohr-Entzündungen, Erkrankungen der Luftwege und Lungentuberkulose mit niedriger Körpertemperatur. Andererseits hilft Ferrum phosphoricum insgesamt geschwächten Patienten - meist äußerst nervösen, überempfindlichen und schnell erschöpften Menschen, die zudem häufig sehr mager sind. Bei Schnitttwunden reichen ein paar Tropfen „Ferrum phosphoricum D12" in Alkohollösung, in die Wunde geträufelt, und gleichzeitig drei Tropfen auf die Zunge gegeben, um das Blut schlagartig zu stillen.

Konstitutionsbeschreibung: Erregung bei geringstem Widerspruch, Überempfindlichkeit, geringe Leistungsfähigkeit und wenig Widerstandskraft gegenüber Gemütsbewegungen. Generelle Vorliebe für Fleisch.

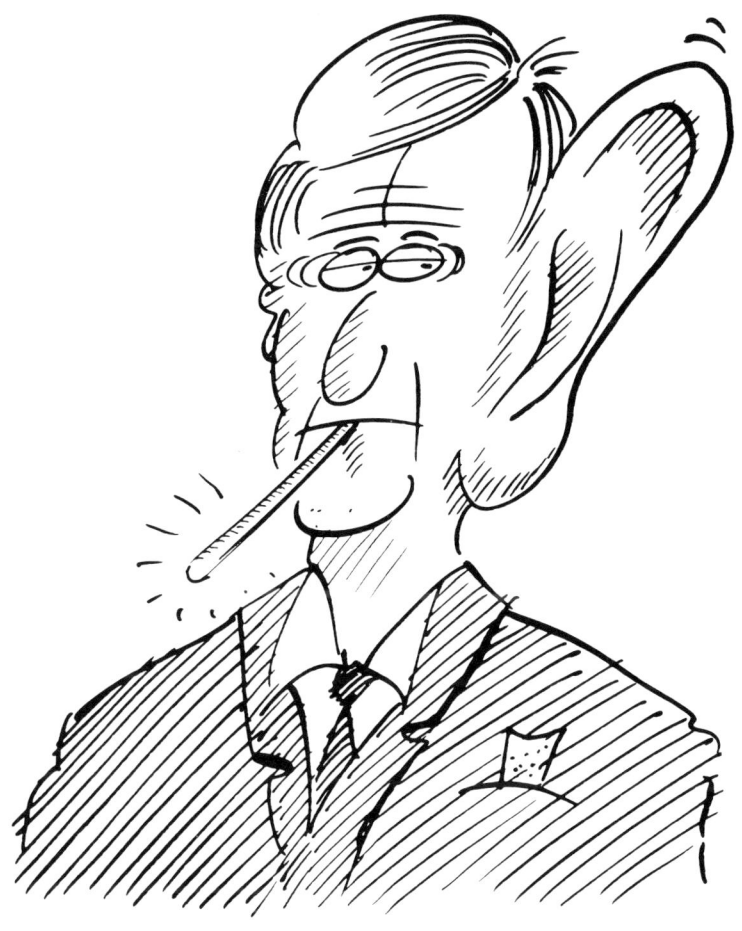

Ohrenschmerzen und Fieber

27. Gelsemium

Der frische Wurzelstock des wilden Jasmins (Gelsemium semper-
vivens), der an den Flußufern von Nord- und Mittelamerika wächst,
ist Ausgangsstoff für ein hilfreiches Mittel gegen Kopfschmerz
und Schwindel. Meist gehen diese Beschwerden mit einem roten
Gesicht und allgemeinen Sehstörungen einher. Dazu unregelmä-
ßiger Herzschlag, schwacher, schneller Puls und große, seelische
Erregung.

Gelsemium ist auch ein sehr zuverlässiges Mittel bei akuter
Stirnhöhlenentzündung, bei Sommergrippe sowie Erkältungen im
Winter, die man sich in warmen Räumen zugezogen hat. Außerdem zu empfehlen bei Lähmungen und Verkrampfungen der Blase und der Gebärmutter, deshalb kann Gelsemium auch während
der Geburt eingenommen werden.

Die Konstitution ist bestimmt von Erregung, Ruhelosigkeit und
Unkonzentriertheit sowie auffallender Schläfrigkeit.

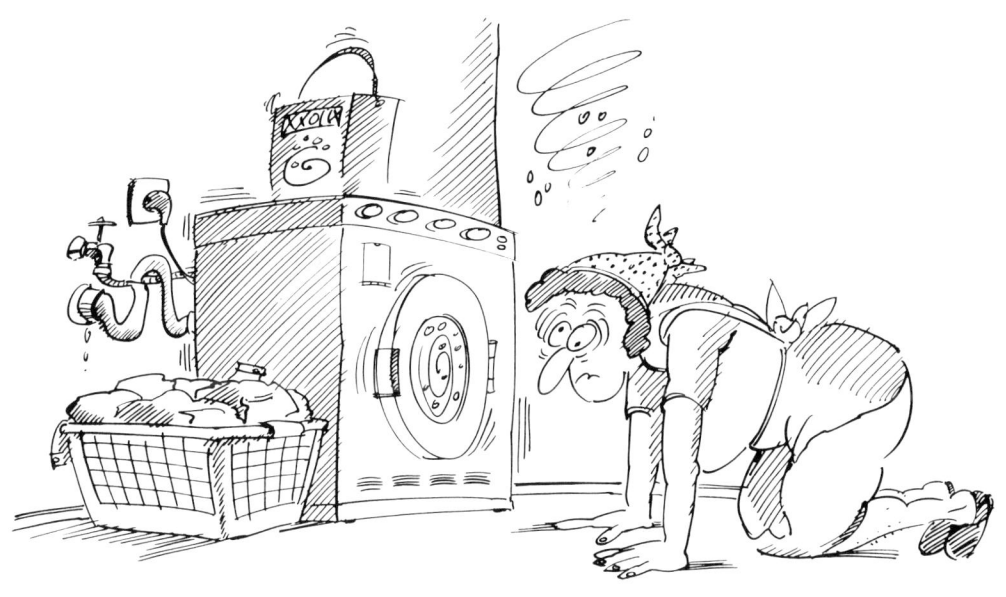

Schwindel

28. Glonoinum

Bei Angina pectoris, bei Asthma und Brustenge, aber auch bei Hitzewallungen, ist „Glonoinum" sehr empfehlenswert, denn es bewirkt eine Gefäßerweiterung und gleichzeitige Senkung des Blutdrucks. Aus diesem Grunde hilft es auch gut bei Symptomen wie heftigem, im Herzrhythmus pulsierendem Kopfschmerz, der sich durch Wärme und Bewegung verschlimmert und beim Schütteln des Kopfes ein Gefühl entstehen läßt, als ob das Gehirn locker wäre.

Die Konstitution ist bestimmt von Apathie und Interesselosigkeit; Angst, Furcht und ruhelosem Umhergehen.

Zur Herstellung von „Glonoinum" wird Glyceroltrinitrat verwendet.

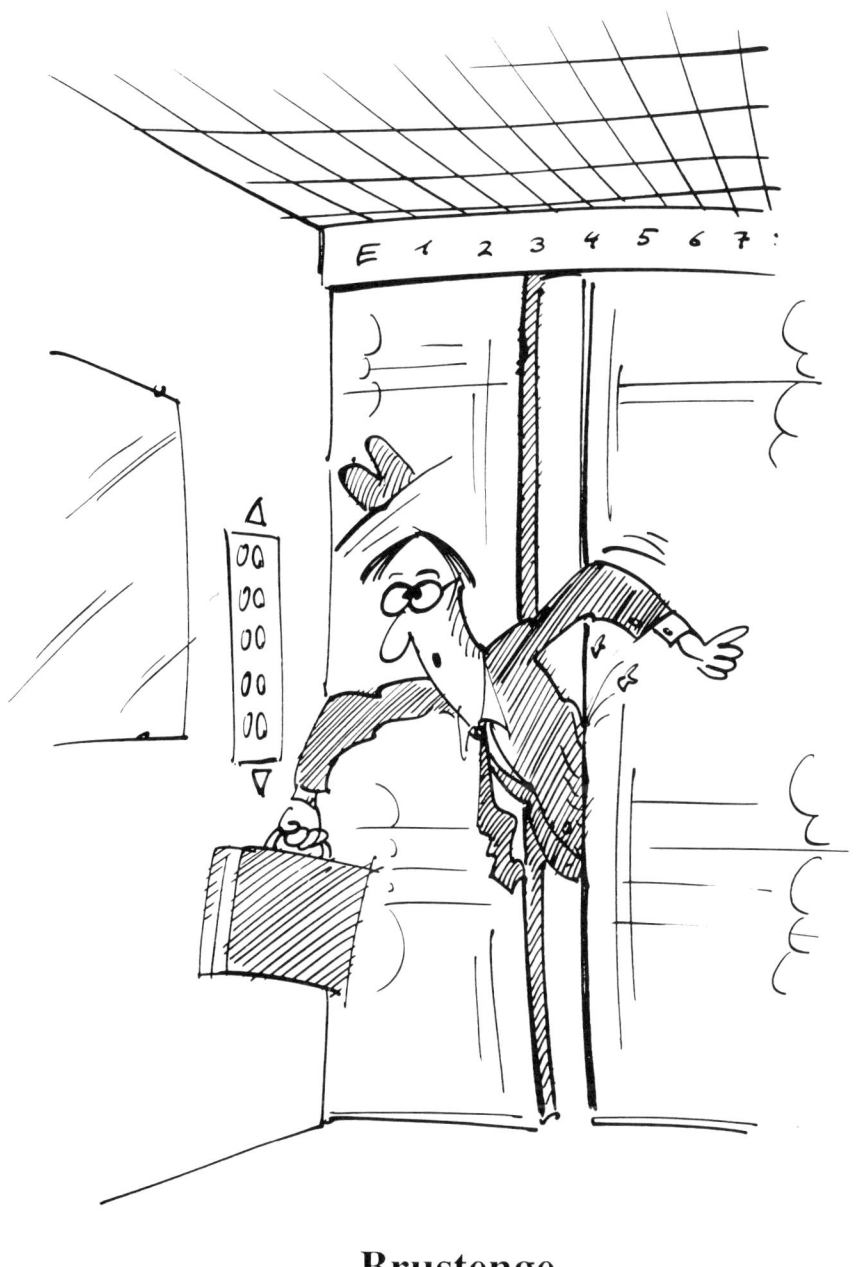

Brustenge

29. Hepar sulfuris

Wenn Sie zu eitrigen Entzündungen neigen, vor allem der Haut, an Lymphdrüsen und Mandeln, sollten Sie „Hepar sulfuris" einnehmen. Bei Halsschmerzen im Wechsel mit „Belladonna". Ebenso, wenn das Zahnfleisch leicht anschwillt und blutet, und Sie sich im Hals und in der Brust irgendwie wund fühlen. Gut hilft dieses Heilmittel auch bei trockenem Husten, der anfallsartig auftritt bis zum Erbrechen oder locker und schleimig ausfällt. Typisch ist auch Kurzatmigkeit, wie bei Krupp oder Pseudokrupp. Hepar sulfuris hilft auch sehr gut bei Quecksilbervergiftung oder Vergiftung mit anderen Schwermetallen, die sich meist durch einen starken Haarausfall äußert.

Die Konstitution zeigt sich so: Ein trübes, trauriges Gemüt, das unangenehme Erinnerungen schlecht los wird, kombiniert mit großer Selbstunzufriedenheit und mit Jähzorn.

Für die Herstellung wird ein Gemisch aus gleichen Teilen „Calcium carbonicum", „Hahnemanni" und stark geglühtem Schwefel verwendet, wobei das Endprodukt im wesentlichen aus Calciumsulfid und weiteren Calciumsalzen verschiedener Schwefel-Wertigkeitsstufen besteht (= Kalkschwefelleber).

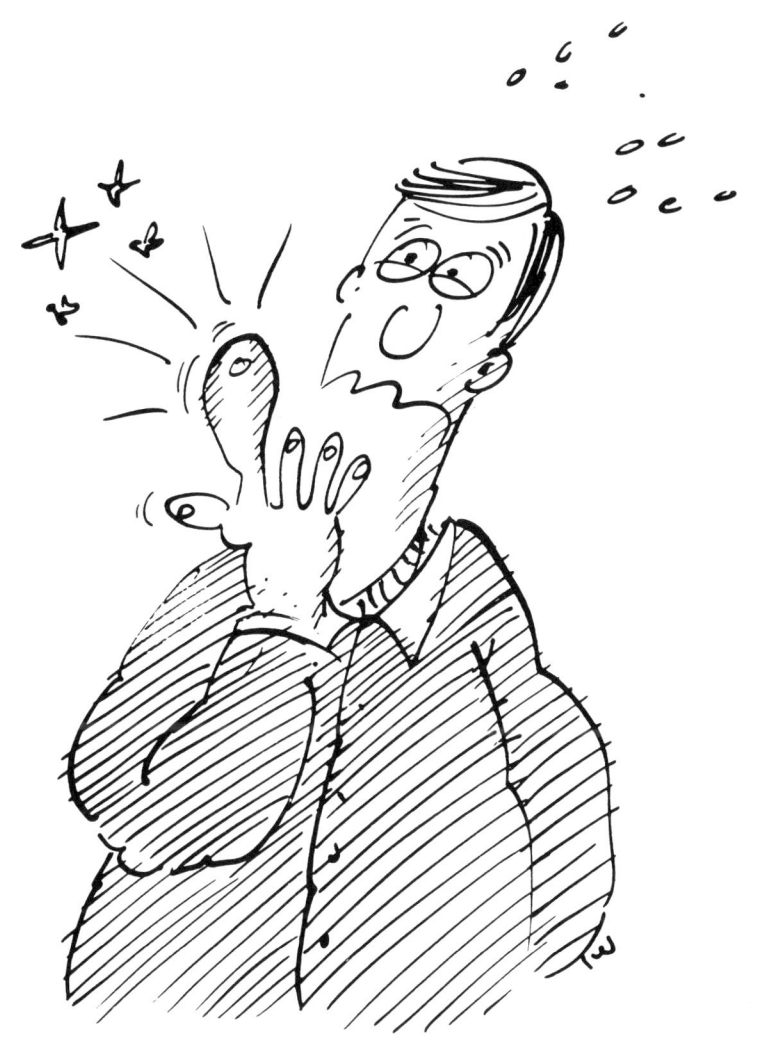

Eitrige Entzündungen

30. Histaminum

Alles, was mit Allergie oder allergischer Reaktion zu tun hat, ist ein klarer Fall für „Histaminum". Das Heilmittel aus 2-(4-Imidazolyl) ethylamin hilft bei juckender Haut ohne Hautausschlag, Trockenheit der Schleimhäute, Muskel- und Augenzuckungen, Juckreiz an der Kopfhaut, Schwindel, Haarausfall, juckender, trockener Nase mit Niesen, Trockenheit in Kehlkopf und Mund.

Zu Histaminum können Sie aber auch greifen, wenn Sie neuralgische Schmerzen in einer Gesichtshälfte haben, bei Ohrensausen, Nervosität am Mageneingang, Schweregefühl im Magen, Durchfall mit Schmerzen im Leib wie Messerstiche, bei Harndrang und Hitze in der Blase sowie bei stechenden oder beklemmend dumpfen Schmerzen in der Herzgegend.

Konstitution: Lust zum Streiten und Diskutieren, unschlüssiges Hin- und Herlaufen.

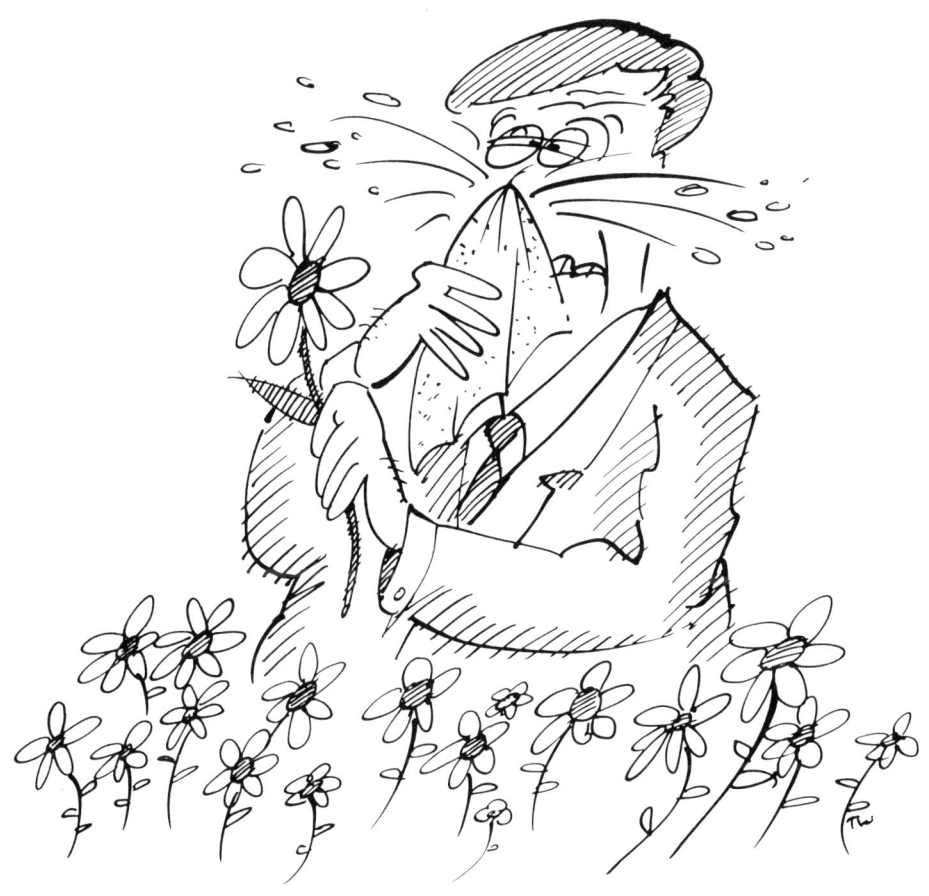

Allergien

31. Hyoscyamus

Wird ein Mensch von reiner Zerstörungswut geplagt, ist er oft hochgradig erregt, rasend eifersüchtig, selbstzerstörerisch und flucht er häufig, dann sollte er es mit „Hyoscyamus" versuchen. Denn sein Zentralnervensystem ist generell auf Hochtouren, was sich auch in krampfartigem Kitzelhusten (vor allem nachts) und trockenen Schleimhäuten äußern kann. Ebenso oft treten Muskelzuckungen, Zittern und Krämpfe in allen Gliedern auf; dazu Kopfschmerzen mit Blutandrang im Kopf, Schwindel und rasselnde Atmung. Das Gesicht ist oft blaß und eingefallen. Kinder schlagen, beißen und kratzen gerne.

Weitere Konstitutionsbeschreibung: Fluchen, Eifersucht, Schwatzhaftigkeit, wilder Blick, fahrige Handbewegungen, schnelles Aufbrausen und die Weigerung, etwas einzunehmen, aus Angst vergiftet zu werden.

Für das Heilmittel wird die ganze, frisch blühende Pflanze von „Hyoscyamos niger" - Bilsenkraut - verwendet.

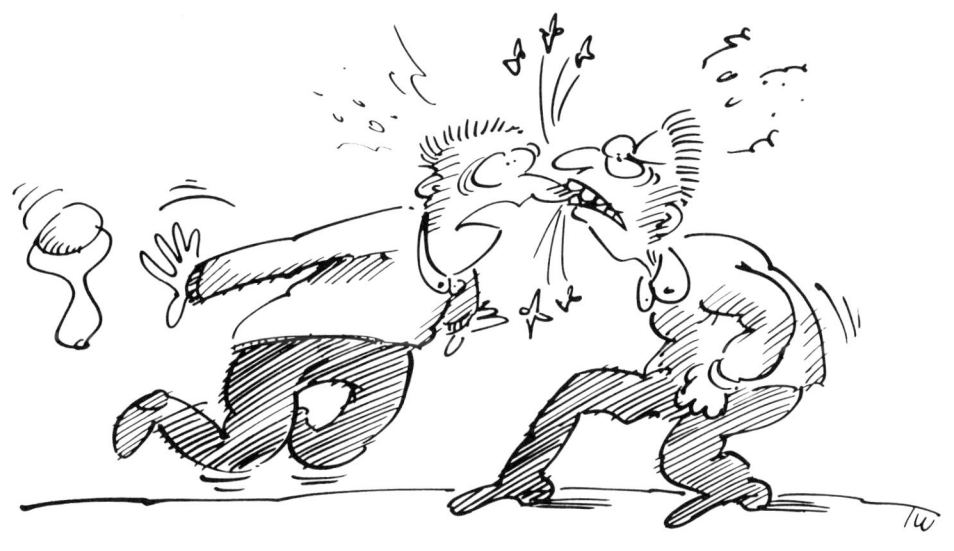

Zerstörungswut

32. Hypericum

Schmerzen, Wunden, Quetschungen - bei kleinen Wehwehchen ebenso wie bei ernsthaften Verletzungen ist „Hypericum" eine zuverlässige Hilfe. Auch bei Gesichtsneuralgien, Durchfall und Fallsucht, Lähmungen, Gehirnerschütterung und Schlaganfall darf man ruhig auf dieses bewährte Mittel vertrauen.

Die Konstitution ist geprägt von Melancholie bis Manie, Depressionen und Neigung zum Weinen. Weitere typische Symptome sind klopfende, reißende Kopfschmerzen, starke Geruchswahrnehmung, häufiges Räuspern, heftiger Durst, verrenkungsähnliche Schmerzen in den Gelenken, Taubheitsgefühl, Kribbeln und Ziehen entlang der Ischiasnerven sowie ziehende Schmerzen entlang der Nervenstränge.

Falls „Hypericum" bei Lähmungserscheinungen in niedriger Potenz nicht hilft, sollte vom Homöopathen zusätzlich eine Hochpotenz von „Arnica" verabreicht werden.

Dieses Homöopathikum wird bereitet aus dem als Heilpflanze altbewährten Johanniskraut „Hypericum perforatum", das auf allen Wiesen zu finden ist.

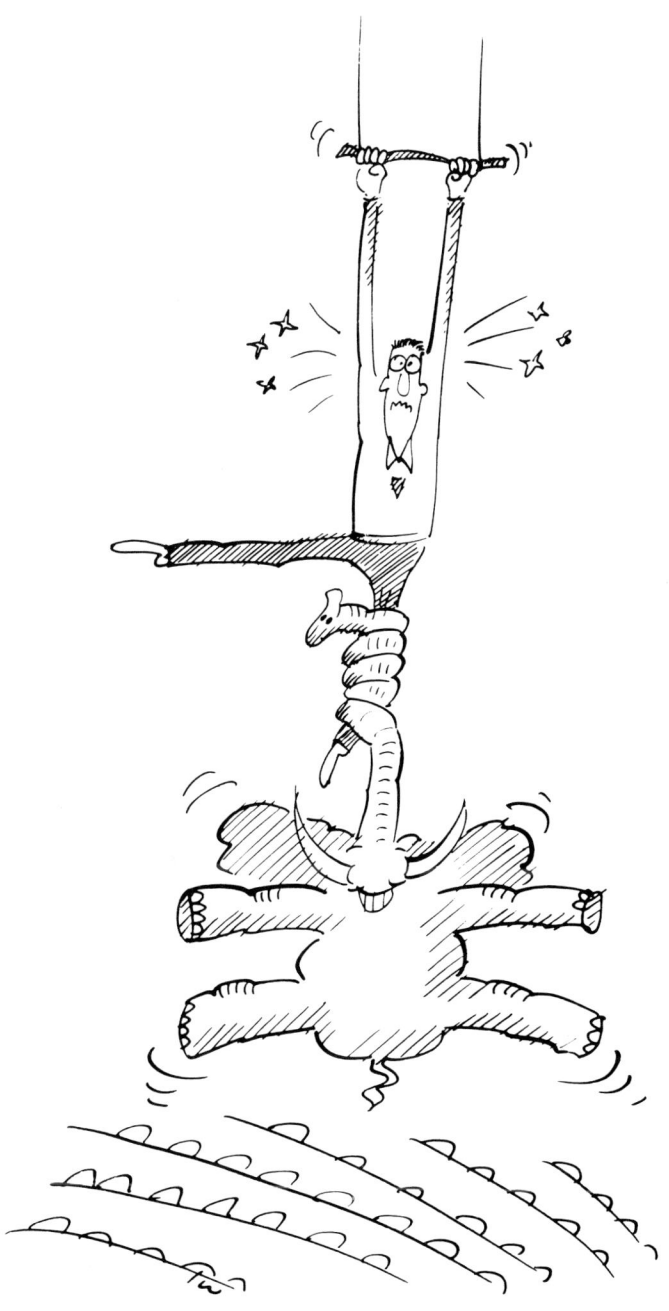

Ziehende Schmerzen

33. Ignatia

Mimosenhafte Naturen und allzu feinfühlige Gemüter - Menschen, die sich stets extrem in etwas hineinsteigern und aus jeder Mücke einen Elefanten machen, sind meist ein klarer Fall für „Ignatia". Meist fressen diese „Konstitutions-Typen" den Kummer in sich hinein, seufzen wortlos, reden ungern oder sind gar „maulfaul", kommen über Kränkungen nicht hinweg und ertragen keine Geräusche. Sie sind unbeständig oder auch gleichgültig, bekommen bei jeder Aufregung gleich Kopfweh, können weder verrauchte Lokale noch laute Geräusche ertragen. Die psychischen Symptome werden oft begleitet von körperlichen Beschwerden wie dem Gefühl, einen Klumpen im Hals zu haben, von Kopfschmerzen, Magenproblemen, Zittern am Körper, krampfhaftem Gähnen, Aufstoßen und schließlich einem nervösen Husten, der mit zunehmender Häufigkeit immer schlimmer wird.

Herkunftsland dieses Heilmittels sind die Philippinen, wo die getrockneten Samen der Pflanze „Strychnos ignatii" - der Ignatiusbohne - verarbeitet werden.

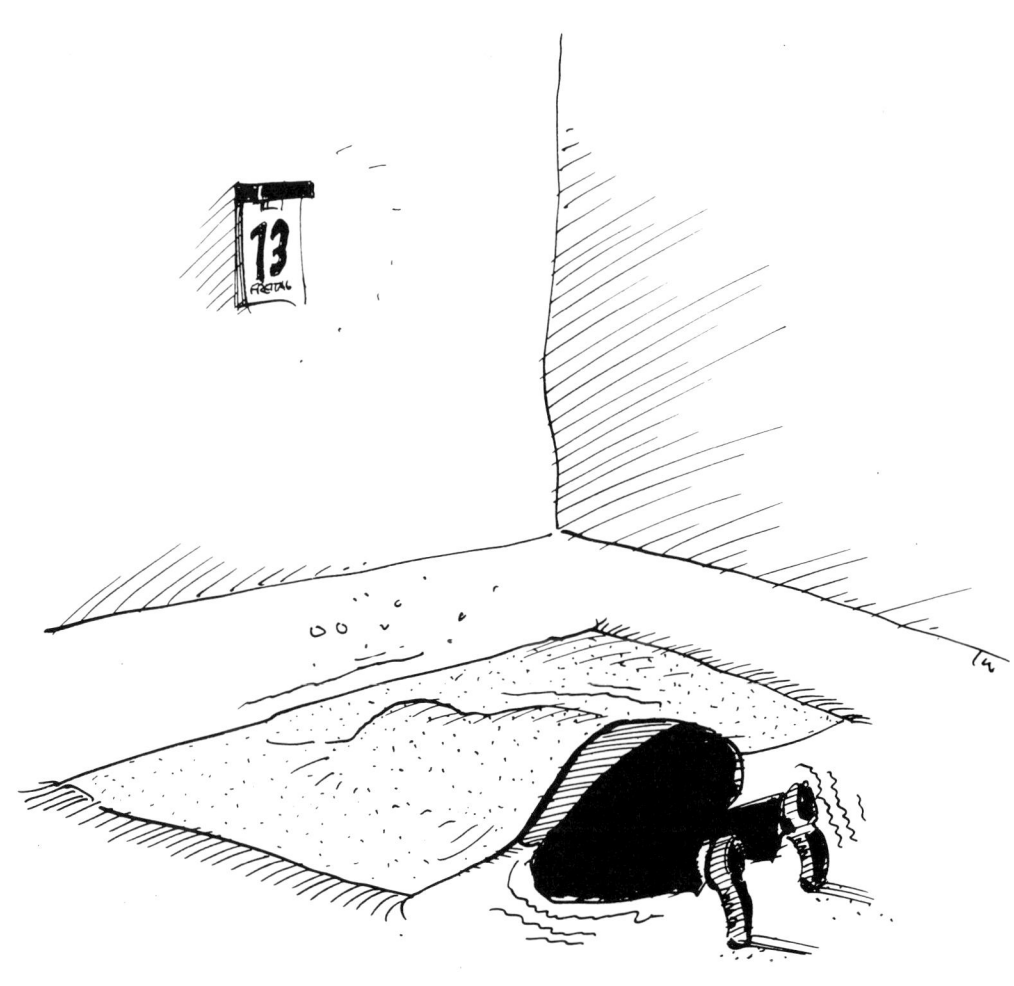

Hineinsteigern

34. Ipecacuanha

Dieses Hömöopathikum wirkt hauptsächlich auf die Schleimhäute der Atmungswege und des Verdauungstraktes. Deshalb ist „Ipecacuanha" die erste Empfehlung bei Husten mit Schleim, spastischer Bronchitis, Rasseln von Schleim oder aber bei Durchfall, Übelkeit mit Erbrechen (wobei in diesem Fall das Übergeben nicht erleichtert), bei Speichelfluß mit Ekelgefühl und bei Neigung zu Blutungen. Alle Beschwerden treten meist periodisch auf und verschlimmern sich bei Feuchtigkeit und naßkaltem Wetter.

Die Konstitution ist geprägt von übler Laune und gereizter Stimmung, blassem Gesicht und Ringen unter den Augen.

Dieses Heilmittel wird bereitet aus den Wurzeln des Brechwurz (Cephaelis ipcacuanha), der in Brasilien, Indien und Malaysia wächst.

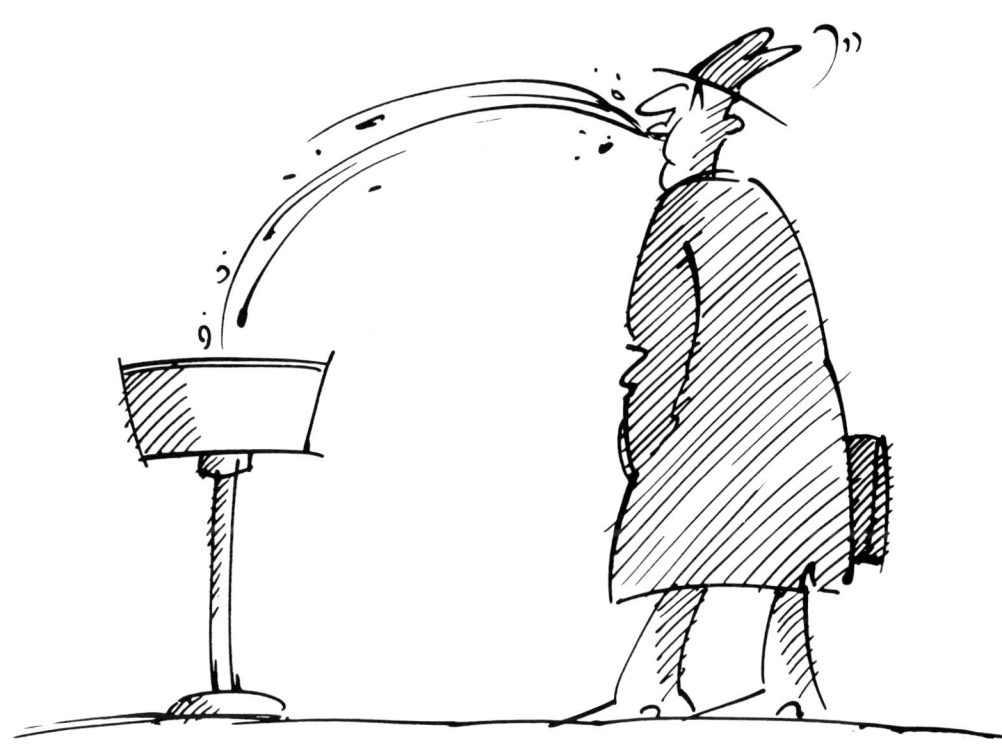

Husten mit Schleim

35. Lachesis

Das „in natura" tödliche Gift der Buschmeisterschlange - „Lachesis muta", zuhause in Mittel- und Südamerika - ist Ausgangsstoff für dieses Heilmittel, das als erstes verabreicht wird bei infizierten Wunden und nach jedem Biß oder Stich, wobei die Wunde meist blaurot verfärbt ist. Ebenso gut hilft „Lachesis" bei ohnmachtsartigen Schwächezuständen mit kalten Gliedern und rotem Kopf, bei (linksseitigen) Kopfschmerzen und (ebenfalls blaurot) geschwollenem, blutendem Zahnfleisch sowie bei Hämorrhoiden und Venenentzündungen. In Kombination mit „Pyrogenium" und „Echinacea" wirkt es als „homöopathisches Antibiotikum".

Patienten, die Lachesis als Konstitutionsmittel brauchen, haben in der Regel ein großes Mitteilungsbedürfnis und eine bemerkenswerte Redelust; sie sind oft sehr empfindlich und gereizt und können auch ziemlich eifersüchtig, ängstlich, mißtrauisch und streitsüchtig sein. Nachts schlafen sie schlecht oder wachen gar mit Schrecken und Erstickungsgefühlen auf. Rollkragenpullis, Tücher und alles, was dem Hals dicht anliegt, können sie kaum (er)tragen.

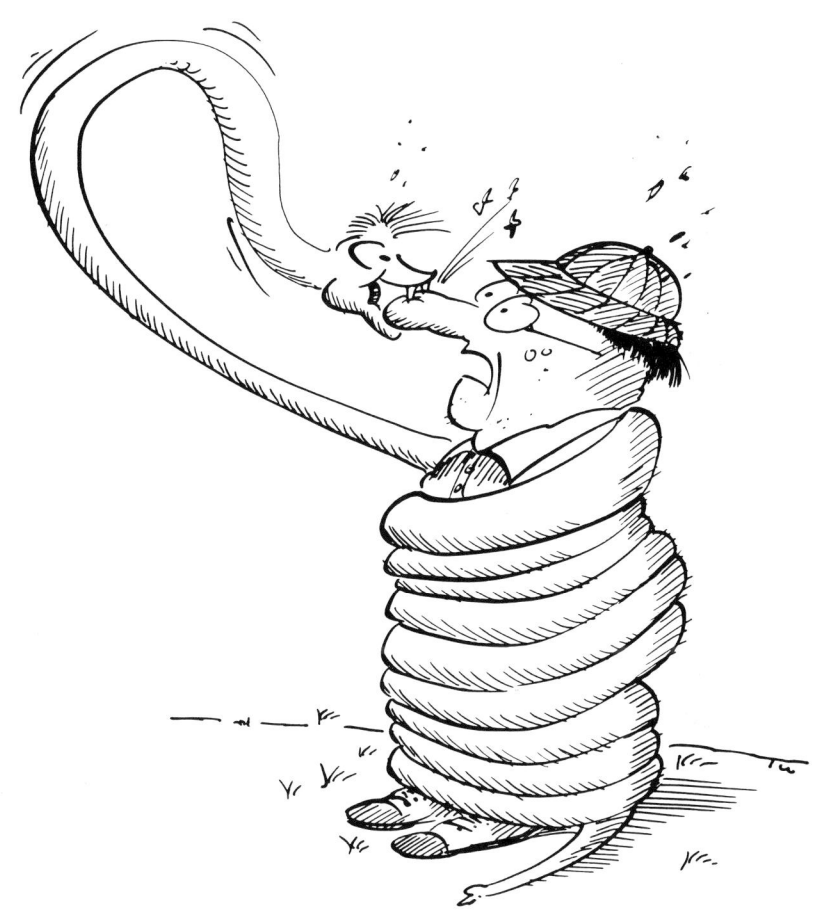

Entzündungen und Bißwunden

36. Ledum

Wenn Stichwunden, Insektenstiche oder Verletzungen von scharfen Instrumenten vorliegen, ist „Ledum" angesagt. Ebenso hilft dieses Mittel bei Ausschlägen und Jucken, als sei man von „Läusen befallen". Weitere typische Symptome sind: Neigung zu Blutungen und Nasenbluten, ein schwerer Kopf, Schwindelanfälle, Kopfschmerzen, Ohrensausen und unruhiger Schlaf. Auch bei rheumatischen Beschwerden und steifen Muskeln können Sie getrost Ledum einnehmen, wobei diese Beschwerden meist bis in die kleinen Gelenke und vor allem bis in den großen Zeh und den Daumen ausstrahlen. Die Kühlung durch kalte Umschläge bringt in der Regel Besserung. Dagegen werden nachts, insbesondere durch Bettwärme, die Beschwerden stets schlimmer.

Die Konstitution des „Ledum"-Typs: ärgerlich und leicht aufbrausend, traurig und gerne einsam.

Das Heilmittel stammt aus den getrockneten, jungen Sprossen der Pflanze „Ledum palustre"-, auch Sumpfporst genannt, weil sie vornehmlich in Mooren und Torfsümpfen von Europa, Asien und Amerika wächst.

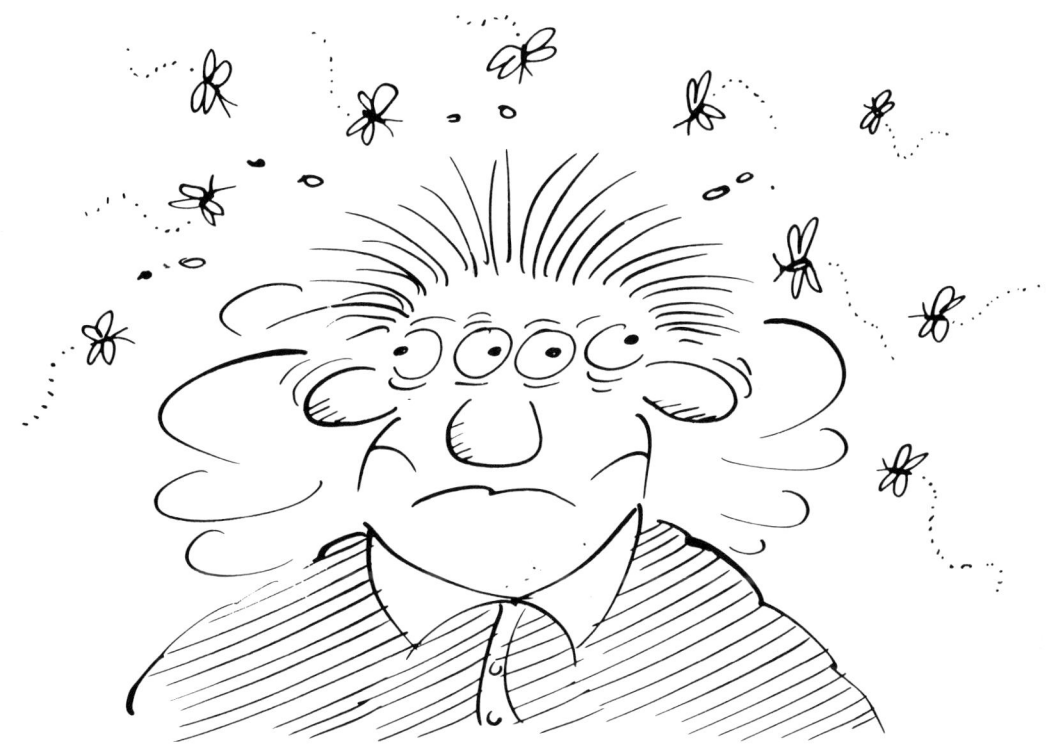

Stichwunden

37. Luffa

Den Luffaschwamm aus Brasilien, Guyana und Paraguay können Sie sich als Tropfenfänger für die Nase vorstellen, denn das Heilmittel aus den Früchten der Stammpflanze „Luffa operculata" hilft ganz besonders gut bei Fließ- und Stockschnupfen, sowohl akutem als auch chronischem. Die Nasenschleimhaut ist dann sehr empfindlich, die Nase selbst trocken; man magert ab trotz ständigem Heißhunger; hat Herzklopfen und Atemnot bei jeder geringsten Anstrengung. Der Schnupfen ist vor allem morgens akut; im Freien bessern sich fast alle Beschwerden.

Insgesamt fällt der „Luffa"-Typ besonders durch Müdigkeit und Antriebsarmut, Gleichgültigkeit und Gereiztheit auf.

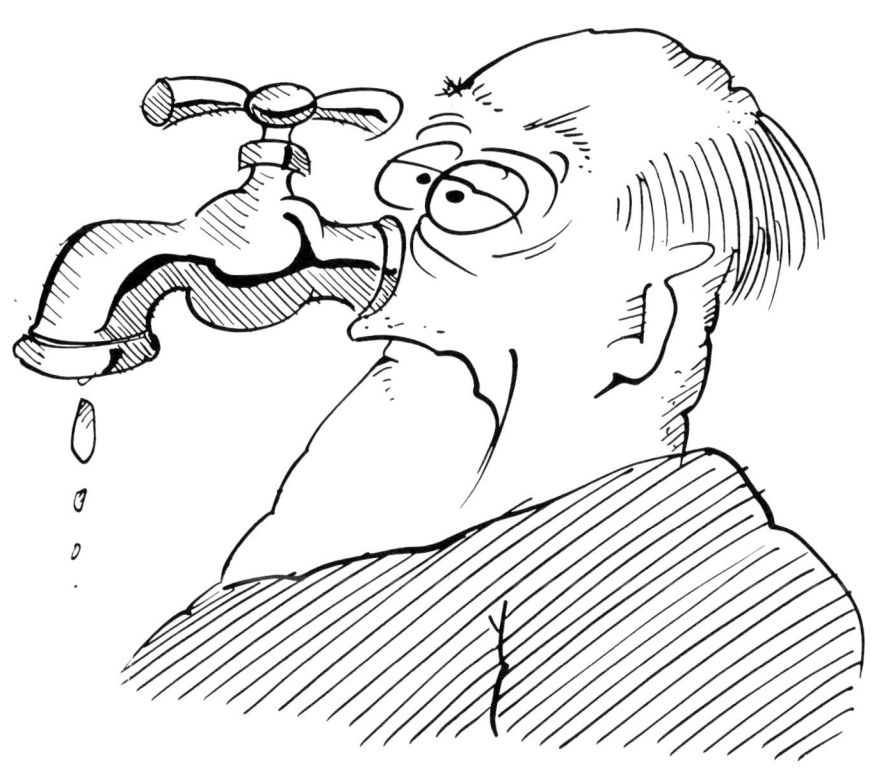

Schnupfen

38. Mercurius solubilis

„Mercurius solubilis" ist angezeigt bei: Eiterungen aller Art, Speichelfluß, üblem Mundgeruch und riechendem Schweiß, bei geschwollenen Augenlidern (Licht wird kaum ertragen), bei Schnupfen mit eitrigem Schleim, zitterndem Kopf und zunehmender Schwäche (Kraftverlust). Ebenso bei Stuhl mit Schleimabgang (häufiges Entleeren) sowie wundem After; bei geschwollener Zunge, auf der Abdrücke der Zähne zu sehen sind, ebenso bei geschwollenem Zahnfleisch.

Für die Einnahme von Mercurius solubilis sprechen weitere Symptome wie nächtliches Kopfweh und Ohrenschmerzen, die zu später Stunde stets schlimmer werden; eitrige Geschwüre, entzündete, geschwollene Drüsen und Schleimhäute, eitrige Mandeln und Hämorrhoiden (ebenfalls entzündet mit eitrigen Absonderungen) und nicht zuletzt Schwellungen der Lymphdrüsen. Auffällig ist die Tatsache, daß man nicht auf der rechten Seite liegen kann, und daß nachts alle Beschwerden erheblich schlimmer werden.

Der Mercurius solubilis-Typ hat ein hastiges, unkonzentriertes Wesen mit leicht gewalttätigen Impulsen, dessen Nerven stets durch Angst und Kummer erregt sind.

Für dieses homöopathische Heilmittel wird Quecksilber 18-amidnitrat mit wechselnden Mengen an Quecksilber(I)-oxid und metallischem Quecksilber verwendet.

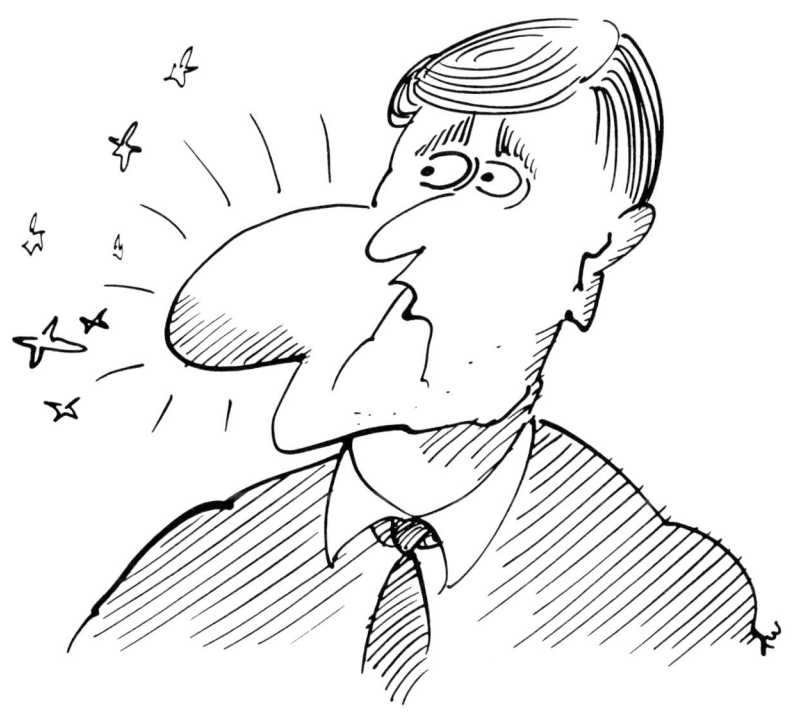

Eitrige Geschwüre

39. Mezereum

Rund um die Haut ist „Mezereum" die beste Hilfe - bei Fieberbläschen, Gürtelrose, Ekzemen, nässendem Ausschlag, Hautent-
zündungen mit Juckreiz sowie Nervenentzündungen. Der Kopf
reagiert dabei sehr empfindlich auf Berührung; Mund und Zunge
sind ebenfalls entzündet und fühlen sich an wie verbrannt. Allgemein besteht Kraftlosigkeit mit Zittern; die Knochen und Nerven
schmerzen reißend bis ziehend, wobei Berührung die Beschwerden verschlimmert.

Die „Mezereum"-Konstitution ist geprägt von trauriger, verzwei-
felter Stimmung; von Reizbarkeit und Streitsucht.

Zur Herstellung des Heilmittels wird die frische, vor Beginn der
Blüte gesammelte Zweigrinde der Pflanze „Daphne mezereum"
verwendet, bei uns bekannt als Seidelbast oder Kellerhals und
vornehmlich zuhause in den Wäldern und den niedrigen Gebirgen
von Europa und Nordasien.

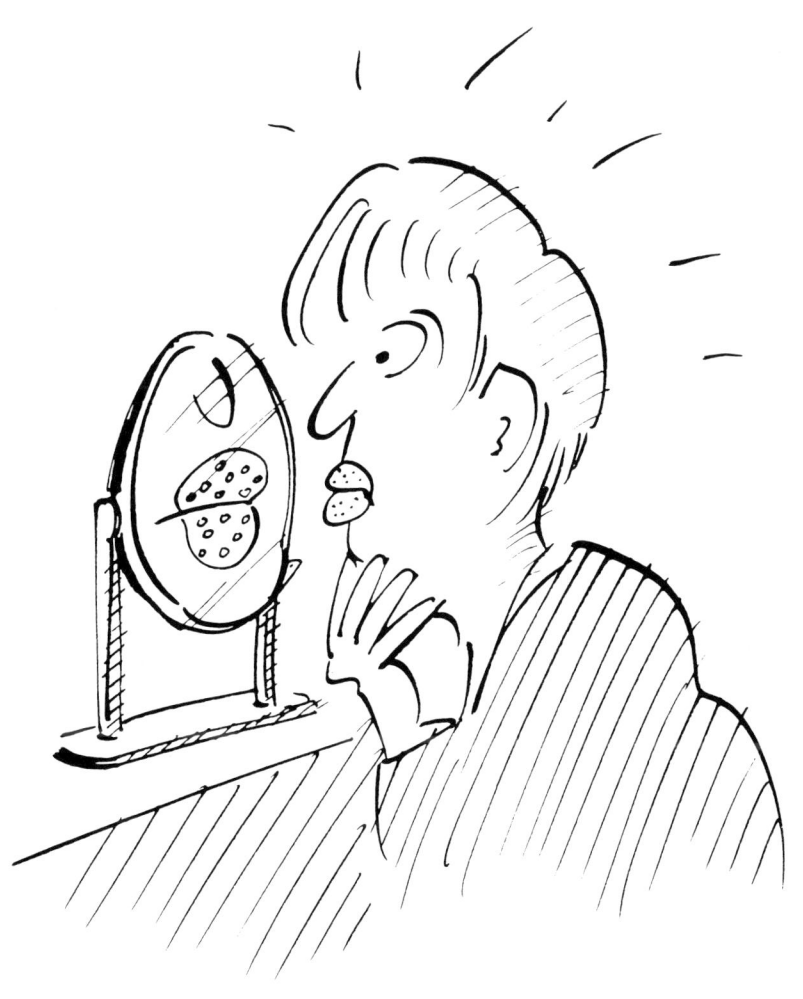

Fieberbläschen

40. Moschus

Hysterie und höchste Erregung, so lautet kurz und prägnant die Konstitutionsbeschreibung des „Moschus"-Typs. Zustände von geballter Spannung und innerem Zittern, die sich meist in lautem Schimpfen, Schreien und Brüllen äußern, sind ein klarer Fall für dieses Mittel.

„Moschus" wird auch empfohlen bei zu häufigem Blasenentleeren infolge von Nervosität. Meist ist der Patient sehr empfindlich gegen Kälte, wobei an der frischen Luft in der Regel Besserung eintritt.

Wenn der „Moschus"-Typ getobt hat bis zur totalen Erschöpfung oder gar Ohnmacht, dann verfällt er meist ebenso schlagartig in absolute Schläfrigkeit mit häufigem Gähnen.

Dieses Heilmittel wird gewonnen aus dem getrockneten Sekret des Moschusbocks (Moschus moschiferus), der in den Hochgebirgen Mittelasiens, von Tibet bis Sibirien lebt.

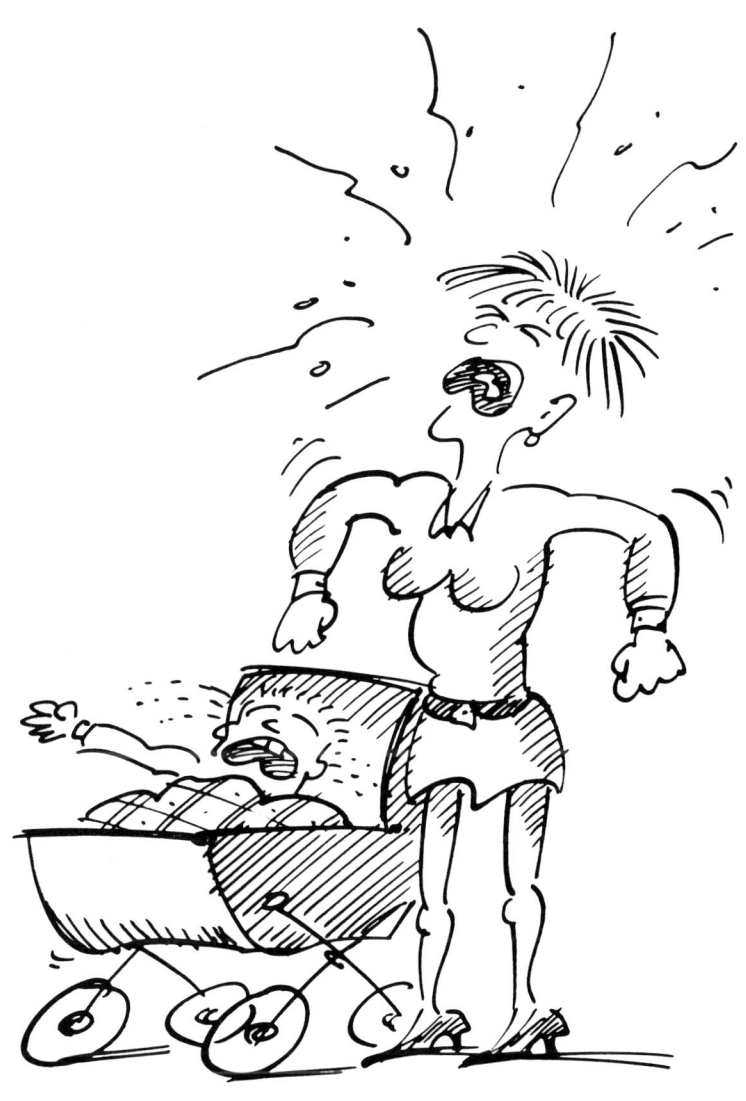

Hysterie mit Schreien

41. Myristica sebifera

Dieses Wundheilmittel aus frischem „Baumblut", jenem roten Saft, der aus der verletzten Rinde des „Virola sebifera" - Baumes tritt, wird auch „homöopathisches Messer" genannt, weil es zuverlässig für die Ausheilung von Eiterungen sorgt. Eiterungsprozesse, wie Nagelbettentzündungen, eitrige Akne oder Abszesse, gehen durch „Myristica sebifera" auf.

Die Konstitution ist meist von Niedergeschlagenheit, Gleichgültigkeit und Reizbarkeit geprägt.

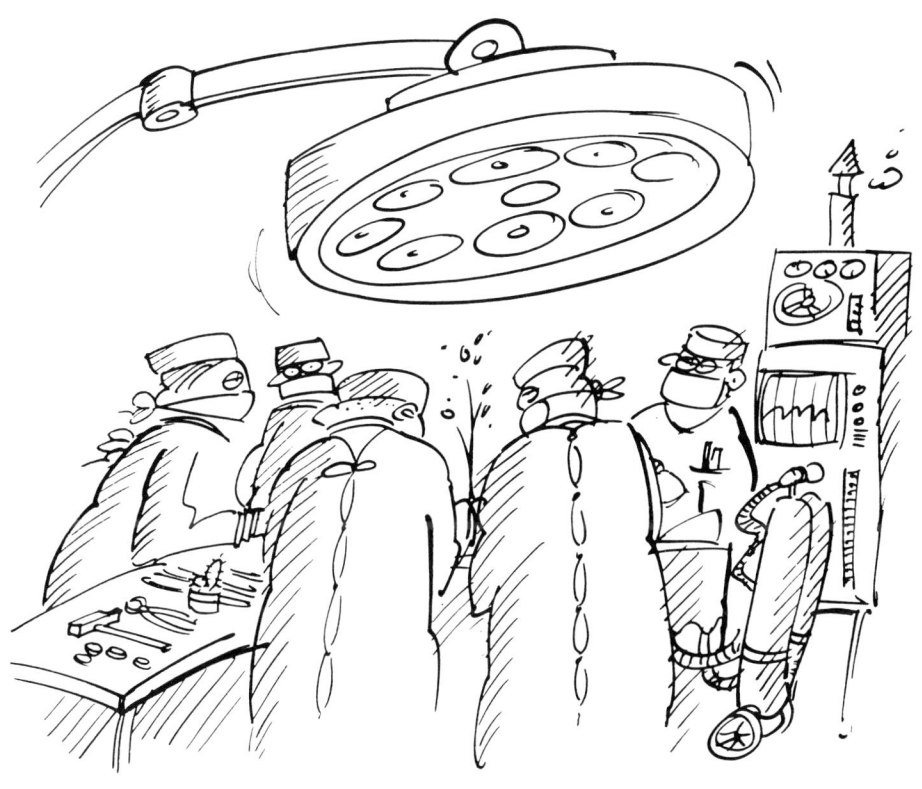

Das „homöopathische Messer"

42. Nux vomica

Lebhafte und reizbare Naturen mit gehetzter Lebensweise und nervös cholerischem Temperament sind oft geplagt von den Symptomen, die für eine Behandlung mit „Nux vomica" als Konstitutionsmittel sprechen. Meist sind es Menschen, die sich über jede Kleinigkeit ärgern, zu heftigen bis jähzornigen Reaktionen neigen und Schmerzen nur mit Jammern und Vorwürfen ertragen. Ihre Unausgeglichenheit schlägt ihnen gerne auf Kopf und Bauch. Sie trinken gerne und rauchen viel.

Nux vomica wird deshalb bei Magenbeschwerden, Druckgefühlen, Sodbrennen, Übelkeit (bis zwei Stunden nach dem Essen), Brechreiz sowie Hunger mit gleichzeitiger Abneigung gegen Essen angewandt. Weitere typische „Leiden" sind frühmorgendliche Kopfschmerzen und Übelkeit nach einer schlaflosen Nacht voll belastender (Geschäfts-)Träume und Sorgen, die einen zum Morgenmuffel machen. Geräusche, Licht, Musik und starke Gerüche werden überempfindlich wahrgenommen; der Arbeitstag ist geprägt von Ungeduld. Nux vomica ist auch das Katermittel schlechthin und hilft nach übertriebenem Genuß von Alkohol oder einer übergroßen „Portion" Ärger. Alle oben beschriebenen Symptome verschlimmern sich in der Regel durch Kaffee, Tabak, Alkohol.

Zur Herstellung des Heilmittels werden die reifen, getrockneten Samen der in Australien, Ostindien und vor allem auf Sri Lanka heimischen Stammpflanze „Strychnos nux vomica" verwendet - bei uns Brechnuß oder Krähenauge genannt.

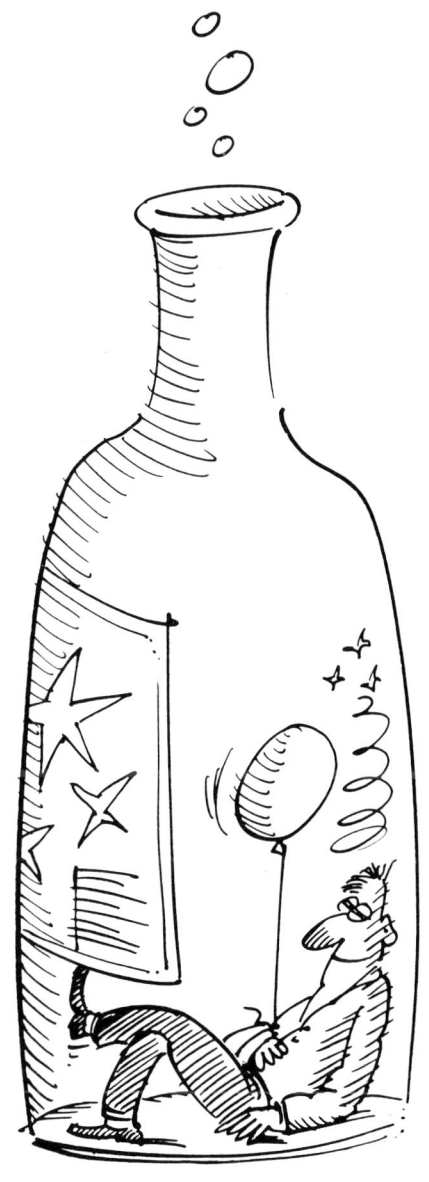

Katermittel

43. Passiflora

Dieses Homöopathikum baut sorgenvolle, nervöse, überarbeitete und erschöpfte Menschen auf. „Passiflora" als Heilmittel dient zur Beruhigung und wird abends zum Einschlafen in Kombination mit „Zincum valerianum" und „Avena sativa" verabreicht. Wenn Erwachsene wegen Sorgen und Gedankenflut nicht einschlafen können, sollten sie zusätzlich „Ambra" einnehmen.

Die Passionsblume, "Passiflora incarnata", aus Südamerika und Ostindien zu uns gekommen, wird bei uns oft als Zierpflanze angebaut.

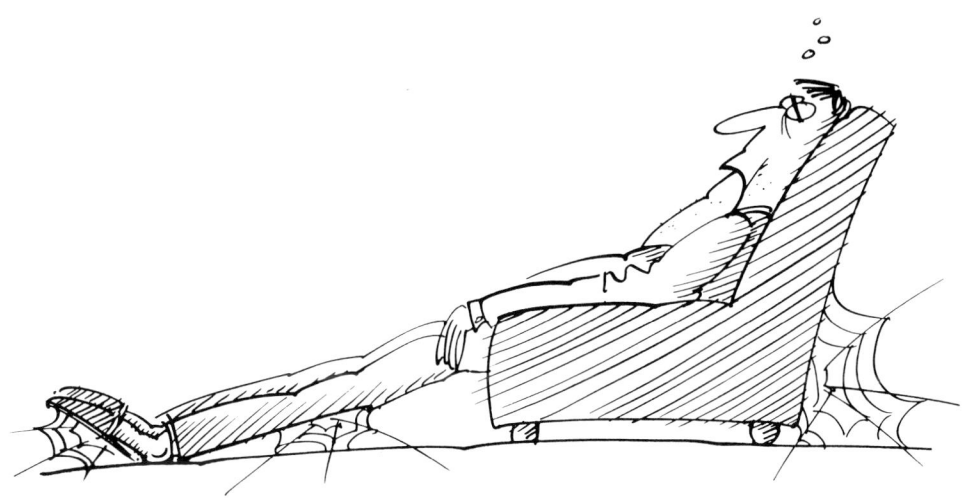

Beruhigung

44. Petroleum

Bei Ekzemen (trockenen wie nässenden) mit tiefen Rissen, bei schuppigem Haarausfall oder bei Reisekrankheit ist „Petroleum" sehr empfehlenswert. Generell hilft dieses Heilmittel aus natürlich vorkommendem Steinöl („Oleum petrae album") bei Schwindel und Übelkeit, die im Winter und durch Bewegung schlimmer werden. Oder bei Symptomen wie Gedächtnisschwäche, Alpträumen, Flimmern vor den Augen, Jucken, Brennen und Ausschlag hinter den Ohren oder (im Fall von Benzinvergiftung) bei Halluzinationen. Begleitet werden diese Beschwerden meist von Mundgeruch, Schwellung des Zahnfleisches und einem Gefühl, als seien die Zähne zu lang; außerdem von nächtlichem Heißhunger und Durchfall am Tag sowie Schüttelfrost. Erregung verschlechtert den Zustand sichtlich, und die generelle Besorgtheit um alles steigt.

In der Konstitution ist „Petroleum" ein gutes Mittel für Leute, die sich schnell und über alles ärgern.

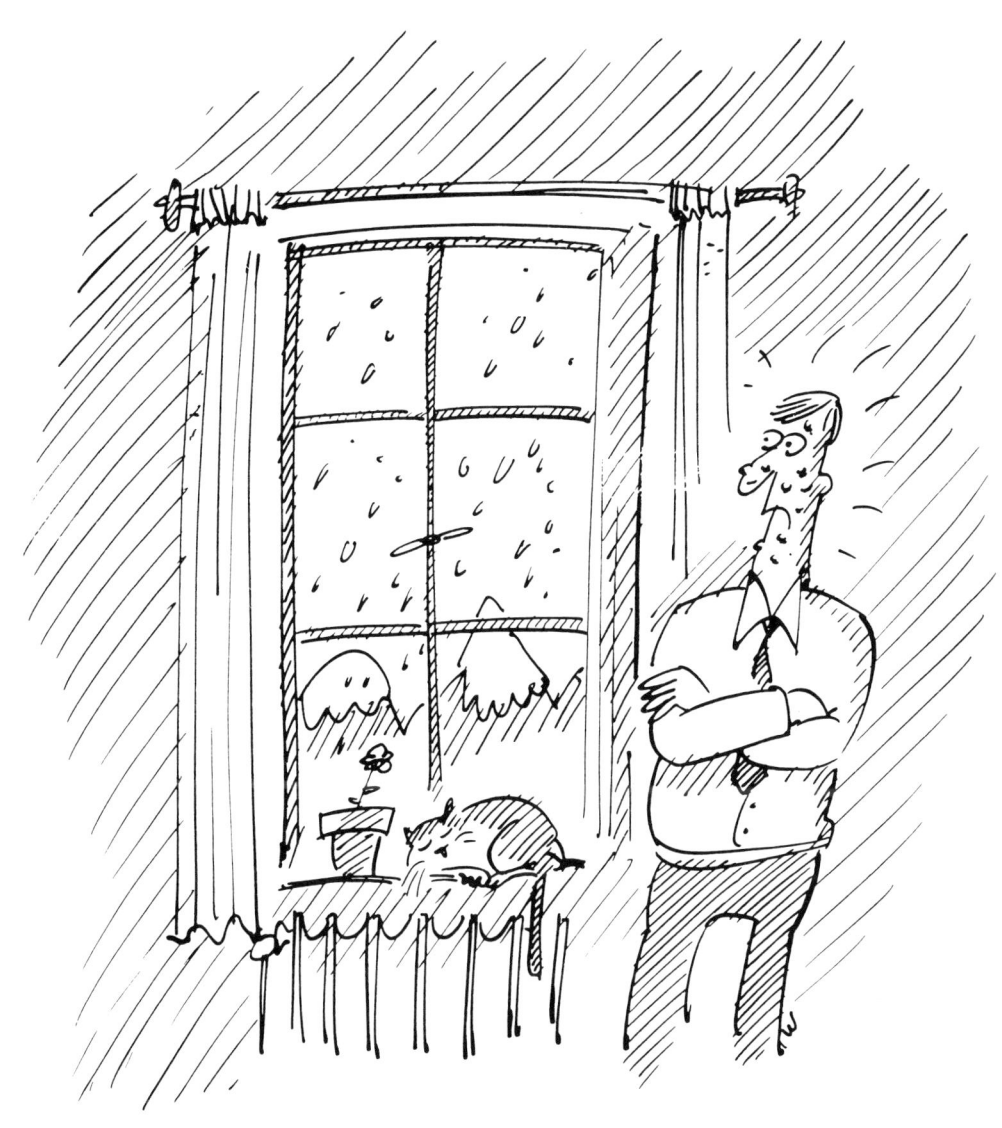

Ekzeme, im Winter schlimmer

45. Phosphorus

„Phosphorus" setzt man ein bei Blutungen aller Art und bei besonderen Belastungen von Leber, Lungen und Nieren. Aus diesem Grund ist es auch das erste Heilmittel bei Lungenentzündung - zusammen mit „Bryonia", bei Nierenbeschwerden - zusammen mit „Apis", sowie bei allen Erkrankungen der Leber - zusammen mit „Okoubaca", „Carduus marianus" oder „Chelidonium".

Bei Verstopfungen oder Blähungen ist „Magnesium phosphoricum D4" besonders zu empfehlen.

Die Konstitution läßt sich so beschreiben: Der „Phosphor"-Mensch kann nicht alleine sein (er muß mit Hund spazierengehen); ist enorm dynamisch und stets voller Ideen, aber schnell erschöpft. Aber auch im Wechselbad von „himmelhoch jauchzend und zu Tode betrübt".

Phosphor ist einer der wichtigsten Bausteine der lebenden Substanzen; das homöopathische Mittel wird aus gelbem Phosphor hergestellt.

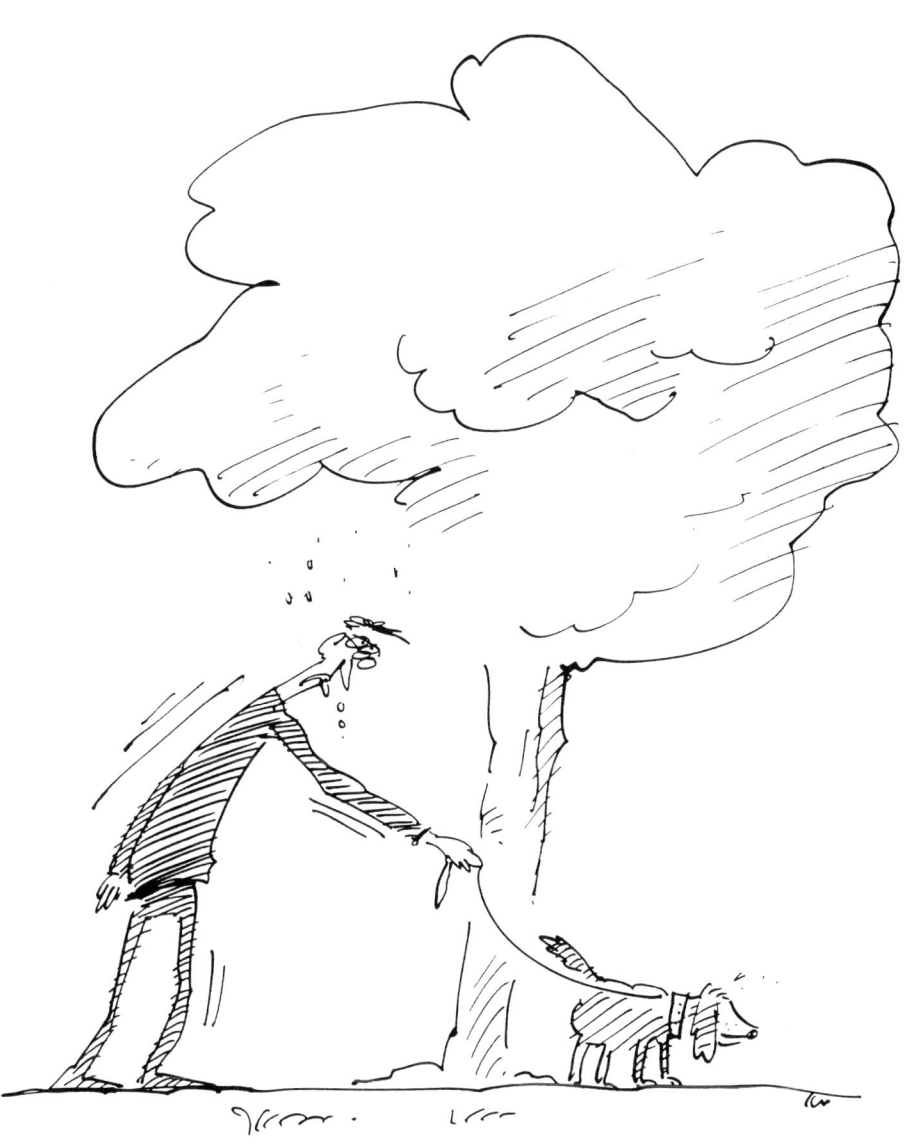

Erschöpfung

46. Phytolacca

Der Lymphe und den Drüsen tut „Phytolacca" gut, deshalb empfiehlt sich dieses Heilmittel bei Halsentzündungen und geschwollenen Drüsen, bei beginnender Angina oder Grippe, aber auch bei
Gelenkrheumatismus, der sich durch Zuckungen und Schmerzen,
die elektrischen Schlägen gleichen, bemerkbar macht.

Phytolacca wird auch vor der Menstruation bei geschwollener
Brust oder Brustknoten eingesetzt.

Weitere typische Anzeichen sind eine brennende Zunge - vorne rot,
hinten gelb verfärbt -, Schmerzen an der Zungenwurzel, Schluckbeschwerden im Rachen und an den Mandeln, die bis zu den Ohren
reichen. Auch besteht ein ständiger Drang zum Räuspern sowie
Appetitlosigkeit.

Der „Phytolacca"-Typ wird zunehmend dem Leben gegenüber
gleichgültig und verliert sein Feingefühl.

Für das Heilmittel wird die frische Wurzel der Kermesbeere
(Stammpflanze „Phytolacca americana") verwendet. Ein Gewächs,
das ursprünglich aus Nordamerika kommt, gerne auf fruchtbarem,
sonnigem Boden wächst und in Südeuropa sowie Nordafrika
verwildert zu finden ist, aber auch angebaut wird.

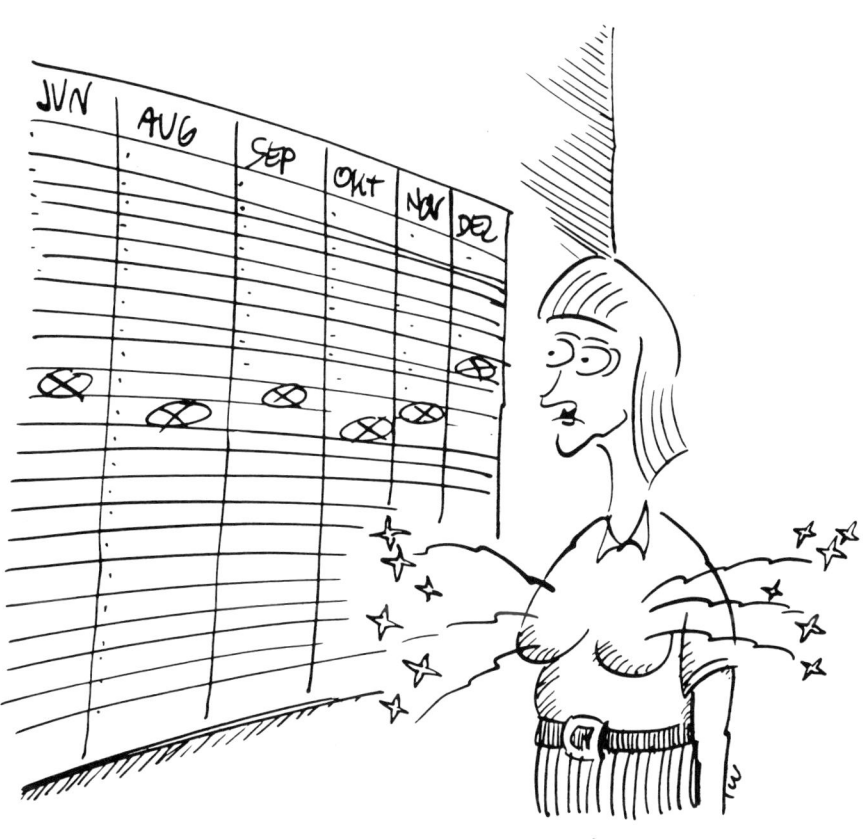

Geschwollene Lymphknoten

47. Podophyllum

Wenn´s im Bauch nicht stimmt, sollte man gleich an „Podophyllum"
denken, denn dieses Mittel hilft bei allen Magenkoliken, die sich
durch Zusammenkrümmen bessern, und bei wäßrigem, heraus-
spritzendem Durchfall mit viel Blähungen. Ebenso wirksam ist es
bei Hämorrhoiden, die bei jeder Bewegung Schmerzen verursa-
chen, weil Podophyllum positiv auf Galle-, Leber- und Dünndarm-
bereich einwirkt. Als Wurmmittel tut es ebenfalls sein Gutes.
Typische Begleiterscheinungen sind eine Überempfindlichkeit
gegen Kleiderdruck oder das Aufwachen morgens um drei Uhr mit
Heißhunger und Durst. Häufig treten, wie gesagt, krampfartige
Leibschmerzen auf, die sich durch Wärme lindern lassen.

Die typische Konstitution macht sich vor allem durch eine Kombination von Redelust und Depressionen bemerkbar.

Hergestellt wird dieses Mittel aus dem frischen, nach der Frucht-
reife gesammelten Wurzelstock des Maisapfels, der in den feuchten Wäldern des östlichen Nordamerikas wächst. Stammpflanze:
„Podophyllum peltatum".

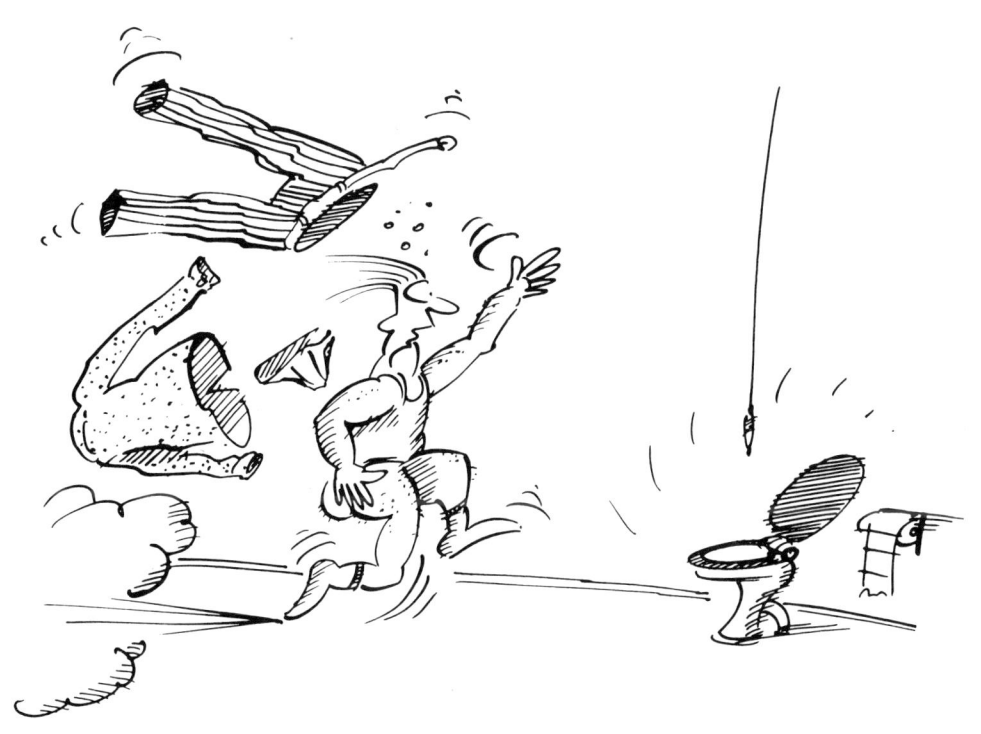

Durchfall, verträgt keinen Kleiderdruck

48. Pyrogenium

Zusammen mit „Lachesis" und „Echinacea" ist „Pyrogenium" das „homöopathische Antibiotikum" und wird deshalb bei allen septischen Prozessen (auch kombiniert mit Schüttelfrost) eingesetzt. Zusätzliche typische Symptome sind Frieren, Wundheitsgefühl am ganzen Körper, Gliederschmerzen, ein großes Verlangen nach Wärme ebenso wie ein außergewöhnlicher Bewegungsdrang, eine Ruhelosigkeit.
Auch bei Typhus und Paratyphus ist Pyrogenium anzuwenden.

Konstitutionsbeschreibung: Voll von Angst und unsinnigen Vorstellungen. Überschätzt sich selbst und hält sich für sehr reich. Geschwätzig.

Hergestellt wird dieses Mittel aus der homöopathisch gewonnenen Nosode von gefaultem Rindfleisch.

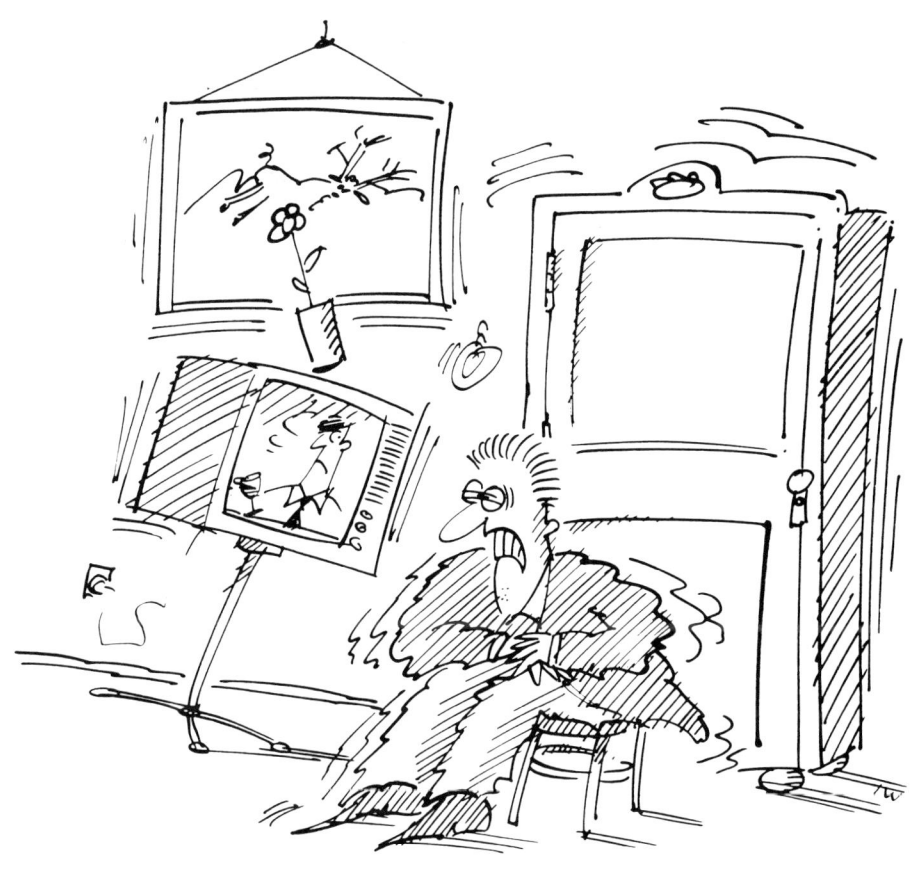

Schüttelfrost

49. Rhus toxicodendron

Dieses Heilmittel geht vor allem den Rückenschmerzen an den „Kragen", die durch Erkältung, Durchnässung, Überanstrengung oder Verrenkung entstanden sind, wobei sich die Schmerzen in Ruhe verschlimmern und durch Bewegung gelindert werden.

Der Drang, sich zu bewegen, besteht auch generell; man ist ruhelos und gleichzeitig müde, abgespannt und schlapp. Typisch sind außerdem ein brauner Belag auf der Zunge, deren Spitze gerötet ist, Trockenheitsgefühl mit viel Durst, geschwollene Drüsen und Durchfälle. Man schwitzt am ganzen Körper mit Ausnahme des Gesichts und hat neuralgische Schmerzen. Zusätzlich können Hautausschläge auftreten, die brennen und jucken wie bei Gürtelrose und Fieberbläschen. „Rhus toxicodendron" empfiehlt sich bei Schmerzen (Ischias und Rheumabeschwerden), die sich bei Bewegung bessern.

Die Konstitution äußert sich in Teilnahmslosigkeit und Traurigkeit bis hin zu Selbstmordgedanken; Unruhe sowie permanenten Änderungen der Körperhaltung.

Die Stammpflanze „Rhus toxicodendron" (Giftsumach) ist in Nordamerika und Ostasien zuhause und liefert mit ihren frischen Blättern den Stoff für dieses Heilmittel.

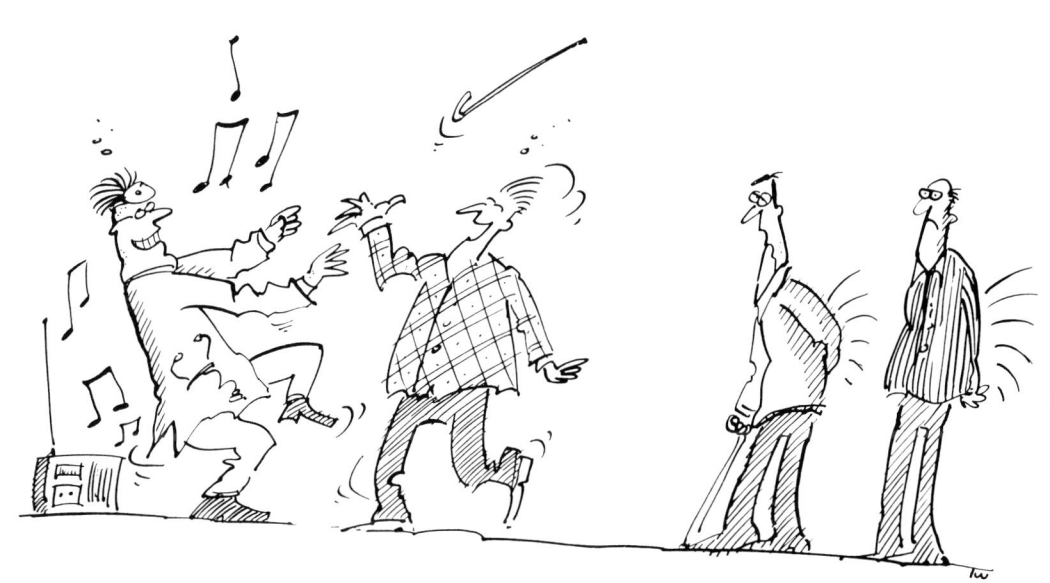

**Rückenschmerz,
der sich bei Bewegung bessert**

50. Robinia

Wenn der Magen sauer reagiert, und man von Sodbrennen geplagt wird, ist „Robinia" die beste Medizin. Ebenso bei saurem Aufstossen und Erbrechen biszur Kollapsneigung. Weitere Symptome sind Durchfälle, Hautrötungen und Nesselsucht.

„Robinia"-Typen sind Menschen, die stets durch äußere Umstände gezwungen werden, Dinge zu tun, die sie nicht wollen, und durch diesen Dauerstreß auf die ganze Welt „sauer" reagieren.

Gewonnen wird dieses Mittel aus der frischen Rinde der jungen Zweige von „Robina pseudoacacia" - der falschen Akazie, die im östlichen Nordamerika sowie in Mexiko zuhause ist und in Europa meist als Zierbaum angepflanzt wird.

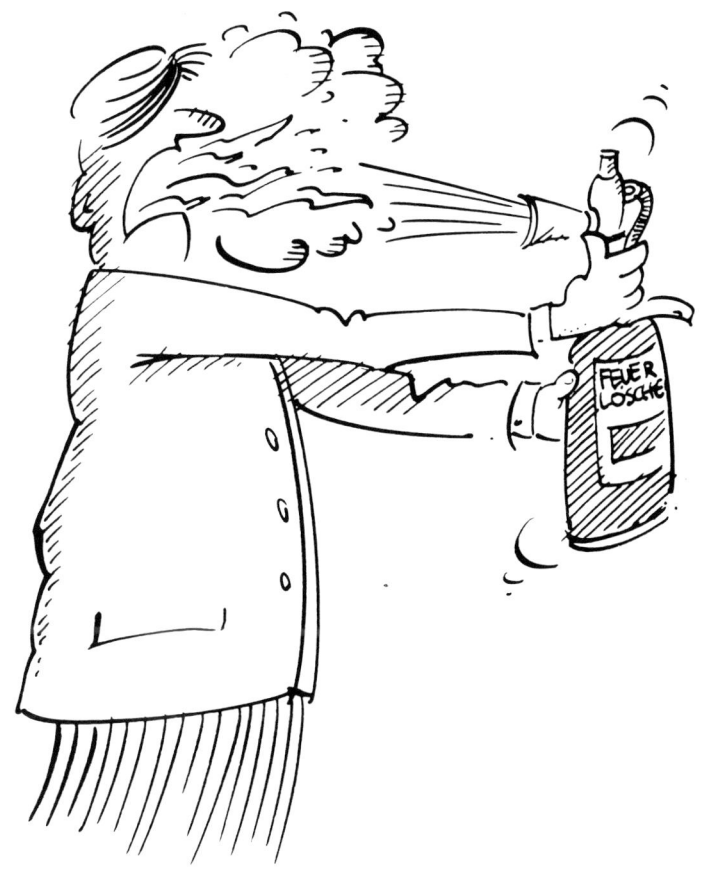

Sodbrennen

51. Ruta

„Ruta" ist angezeigt bei Quetschungen aller Art, Rückenschmerzen, Überanstrengung von Knochen und Bändern sowie bei Venenentzündungen, bei venösen Stauungen und Stechen in den Venenwänden. Weitere typische „Ruta"-Anzeichen sind das Gefühl von Hitze und Brennen in den Augen, verbunden mit einer generellen Augenschwäche und rascher Ermüdung der Augen, speziell beim abendlichen Lesen, was bis zum Krampf der Augenlider führen kann.

Weil der Mastdarm meist träge arbeitet, kann der Stuhl nur schwer entleert werden. Krampfartige Magenverstimmungen, Epilepsie, Ohnmacht, Hysterie, Blutandrang im Kopf sowie Krämpfe allgemein sind ebenfalls „Ruta"-Indikationen. Frauen gibt man dieses Mittel bei einer Frühgeburt.

Generell ist die Konstitution von Mattigkeit, Schwäche und Verzweiflung geprägt.

Herkunft dieses Heilmittels ist die Weinraute (Stammpflanze: „Ruta graveolens") - ein Kraut, das vor allem in den Mittelmeerländern und Osteuropa wächst, und frisch, vor Beginn der Blüte gesammelt wird.

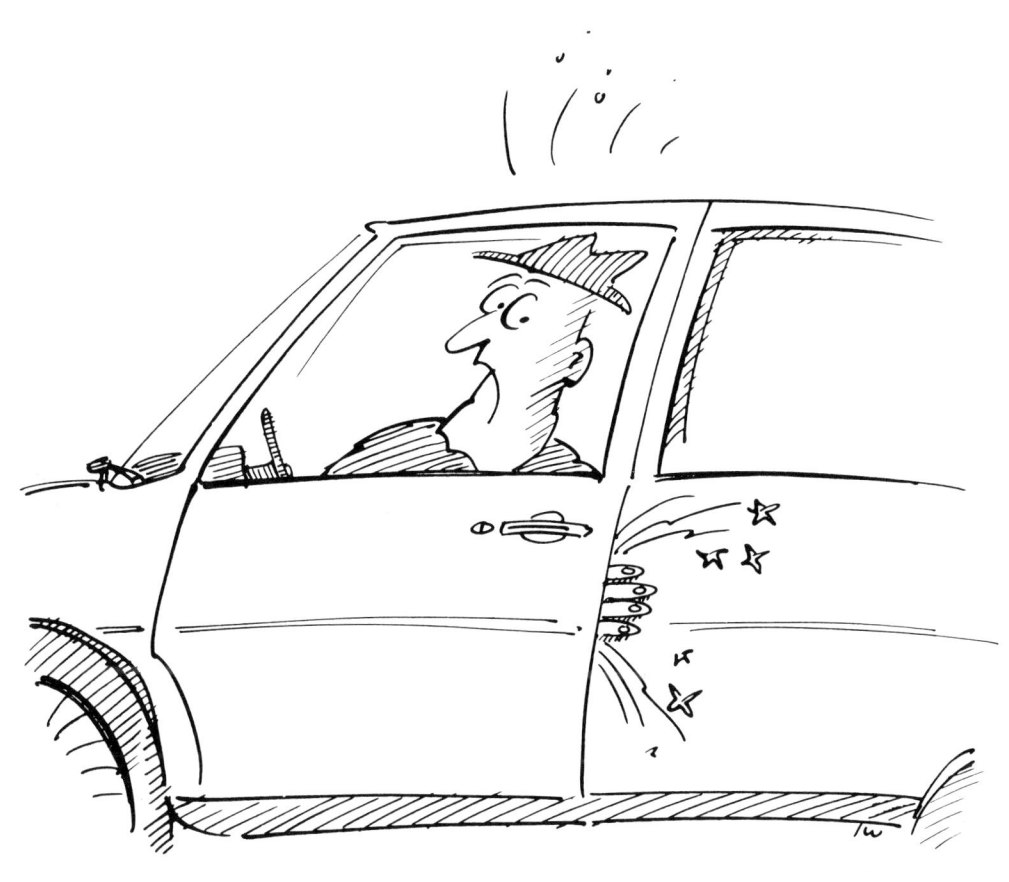

Folgen von Quetschungen

52. Silicea

Wenn generell die Neigung zu Erkältungen, eitrigen Entzündungen, unreiner Haut sowie Wachstumsstörungen der Haare, Finger- und Zehennägel besteht, ist „Silicea" ein bewährtes Mittel, um insgesamt den Heilungsverlauf zu aktivieren und bestehende Mängel auszugleichen. Typische Indikationen sind meist eine auf Berührung und kalte (Zug-) Luft überempfindlich reagierende Haut, allgemeine Frostigkeit sowie Neigung zu Neuralgien und Kopfschmerzen. (Vor allem links sollte der Kopf stets warm eingehüllt sein!) Auch saurer Schweiß am Kopf und an den Füßen mit Wundheit zwischen den Zehen, Rachitis, Bindegewebsschwäche und Ernährungsstörungen mit Durchfall sprechen für die Anwendung von Silicea.

Der „Silicea"-Typ ist meist ein hagerer bis magerer, nervöser Mensch mit verzagter, unentschlossener Stimmung, großer Nachgiebigkeit und Mutlosigkeit.

Verwendet für dieses Homöopathikum wird reines, gefälltes und wasserhaltiges Kieselsäureanhydrid, „acidum silicium", auch Kieselsäure genannt.

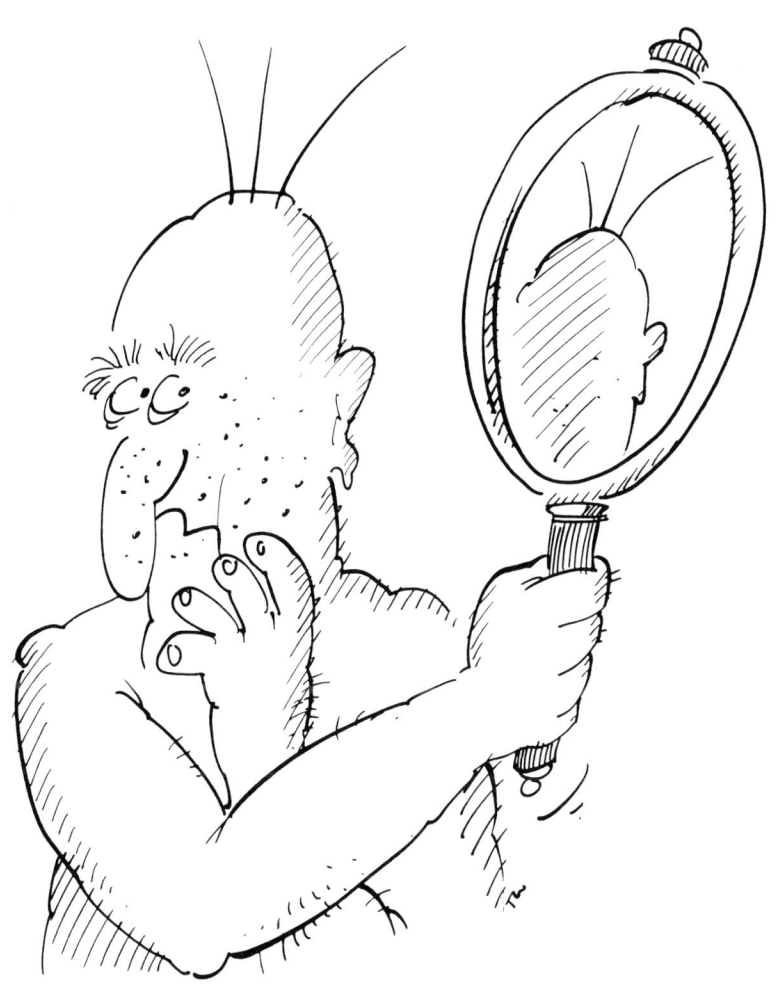

Haarausfall

53. Spongia

Wenn jemand alles, was um ihn herum passiert, wie einen Schwamm
aufnimmt und von Angst und Furcht schier erschlagen wird,
dadurch auch Schlafprobleme hat, verträgt er meist „Spongia" gut.
Typische Symptome sind trockener Husten, der sich durch Reden
und Singen verschlimmert, sowie Krupphusten und in Begleitung
dazu oft ein schorfiger Ausschlag auf dem Kopf.

„Spongia" wird aus geröstetem und pulverisiertem Meerschwamm
hergestellt. „Euspongia officinalis" wächst meist im Mittelmeer,
im Roten Meer sowie im Atlantischen Ozean.

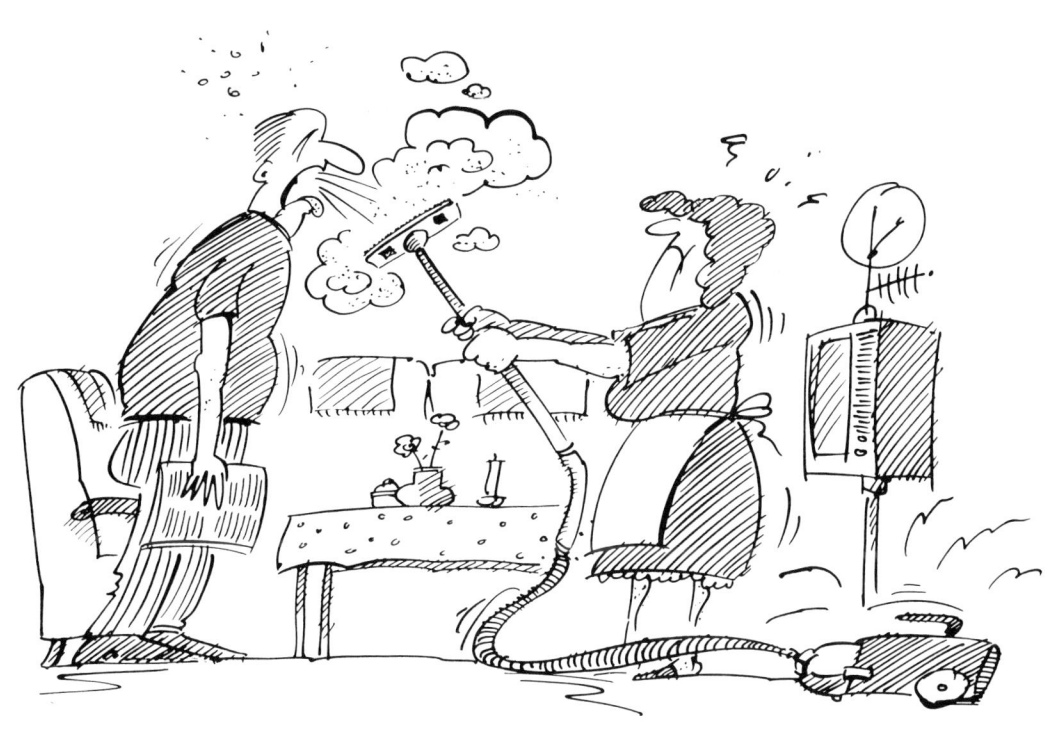

Trockener Husten, Reden verschlimmert

54. Sulfur

Das Schwefelmittel „Sulfur" dient zur Ausleitung, wenn infolge von Infektionskrankheiten Antibiotika eingenommen werden mußten, und die Erholung nur schleppend vorangeht. Sulfur hilft aber auch bei Appetitlosigkeit, Müdigkeit, Schwäche, rheumatischen Schmerzen in Muskeln und Gelenken sowie bei unreiner, juckender und brennender Haut. Auch Schweißausbrüche mit übelriechendem Fußschweiß und Hitzewallungen sind typische Indikationen. Speziell bei Hauterkrankungen besteht dabei eine Abneigung gegen Waschen und Baden (vor allem mit kaltem Wasser); der Juckreiz vermindert sich durch Kratzen und wird in der Bettwärme schlimmer. Auffallend sind die geröteten Schleimhäute sowie rote Lippen und rote Ohren. Die Augenlider sind ebenfalls rot und neigen zu Entzündungen und Gerstenkörnern. Typisch sind auch Einschlafschwierigkeiten mit Schweißausbrüchen und großer Hitze in den Füßen, die deshalb gern aus dem Bett gestreckt werden. Gegen elf Uhr vormittags entsteht oft körperliche Schwäche und Magenflauheit, die zum Essen zwingt.

Weitere Konstitutionsbeschreibung: Vergeßlich, schwerfällig beim Denken, launenhaft, sehr selbstsüchtig, rücksichtslos, faul und phlegmatisch, reizbar, dünn und schwach.

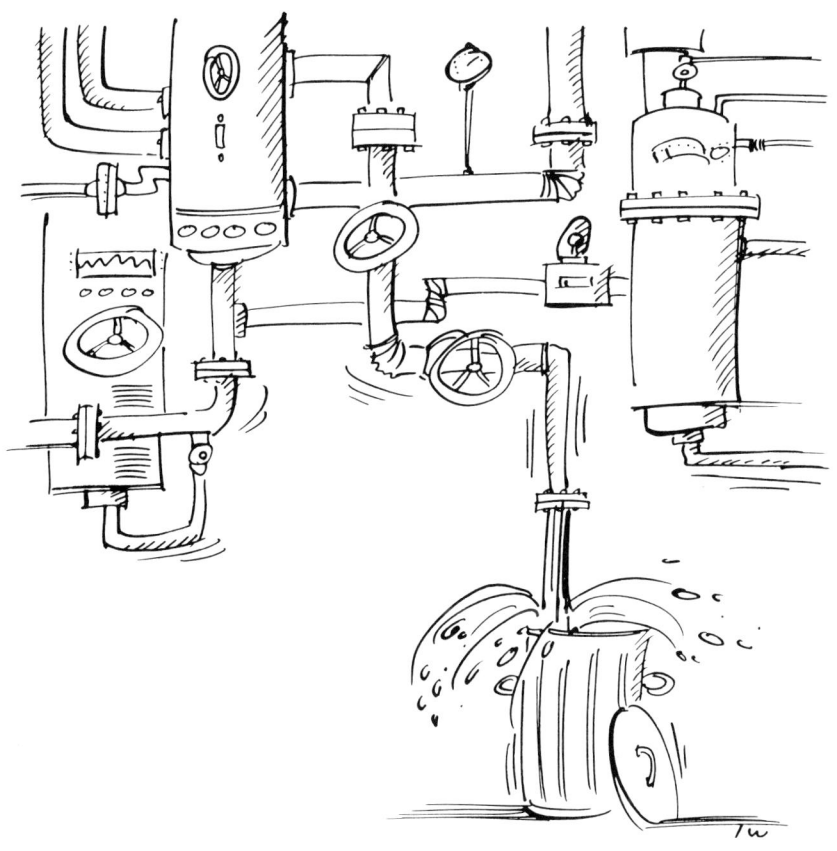

Ausleitung

55. Urtica urens

Dieses Heilmittel aus der Brennessel ist speziell bei Nesselausschlag und Sonnenallergie sehr wohltuend, vor allem dann, wenn
es mit „Calcium" und „Histaminum" kombiniert wird. Nach der
Geburt ist dieses Heilmittel in der Urtinktur besonders milch-
fördernd.

Der „Urtica urens"-Typ läßt sich so beschreiben: Verletzungen
psychischer Art werden zwar massiv abgewehrt, hinterlassen aber
dennoch Spuren, als wenn er Kontakt mit Brennesseln gehabt hätte.

Die Brennessel („Urtica urens"), die in ganz Europa, Asien und
Amerika sowohl als Garten- als auch als Ackerunkraut zu finden
ist, wird frisch und blühend verwendet.

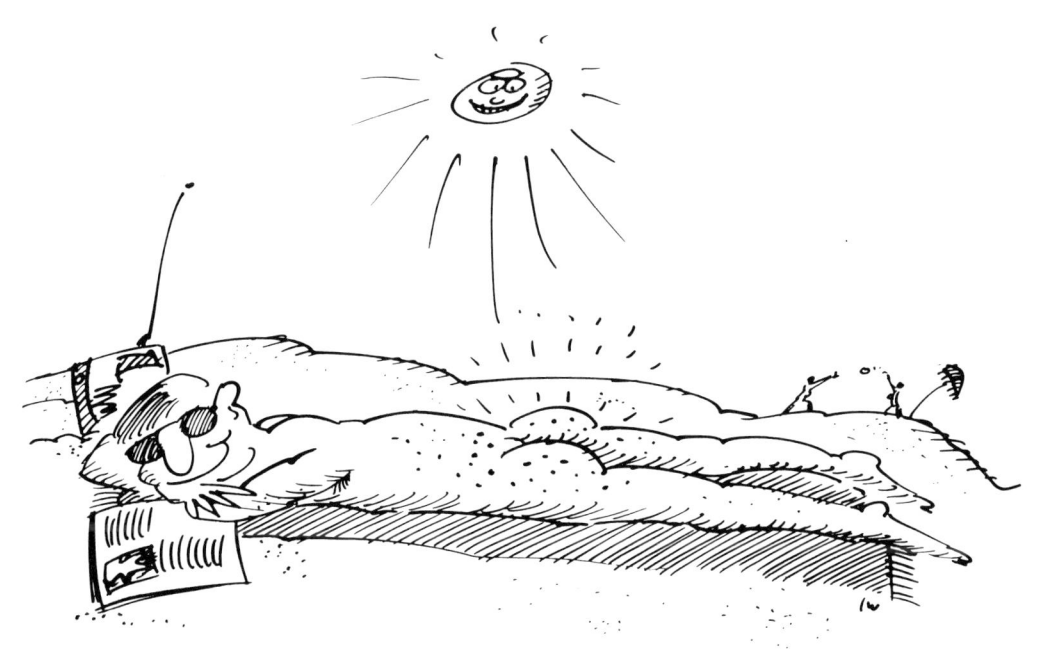

Sonnenallergie

56. Uzara

„Uzara" ist einfach das Durchfall-Mittel schlechthin.Und wird in jedem Fall einer derartigen Magen-Darm-Irritation empfohlen.

Bei Durchfall sollten Sie schwarzen Tee, dem Sie eine Prise Salz beigeben, schluckweise trinken.

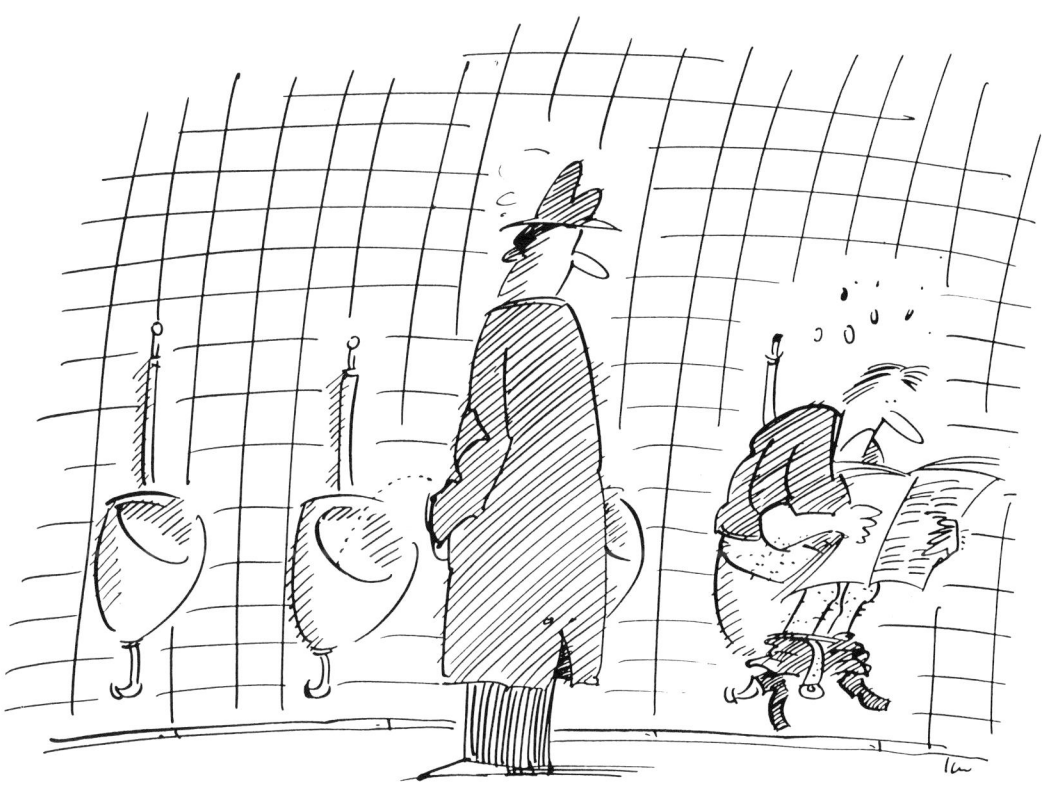

Durchfall

57. Valeriana

Bekannt unter dem Namen Baldrian ist „Valeriana" ein allgemeines Beruhigungsmittel bei Aufregung, Überarbeitung, übermäßigem Bewegungsdrang und allgemeiner Unruhe. Auch als natürliches „Schlafmittel" für Menschen, die nachts von Unruhe geplagt, oder mit Angst und Würgen im Kehlkopf wach werden, ist dieses Heilmittel eine wirksame Hilfe.

Die Konstitution ist dementsprechend geprägt von Stimmungsschwankungen, Zittern und Reizbarkeit.

Das Mittel wird aus der getrockneten Wurzel der Stammpflanze „Valeriana officinalis" gewonnen; sie ist in Europa, Asien und Nordamerika zuhause ist und wird viel angebaut.

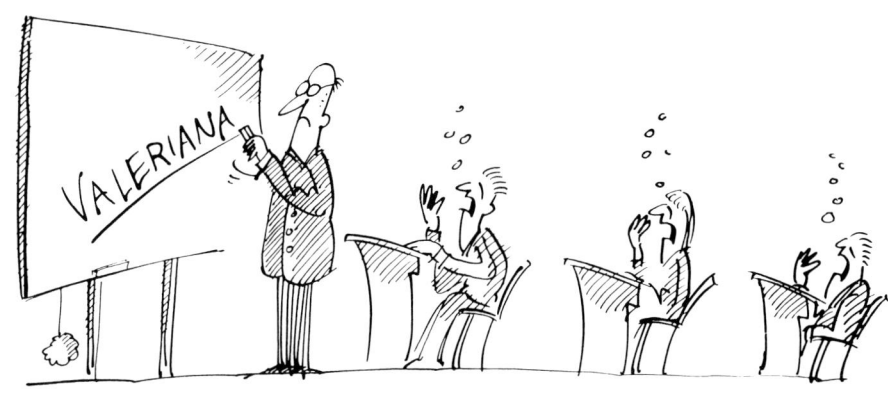

Beruhigung

58. Veratrum

Stets bei Kreislaufproblemen ist „Veratrum" einzusetzen. Bei niedrigem Blutdruck ebenso wie bei Kreislaufschwäche bis hin zum Kollaps. Auch allgemeine Schwäche mit kaltem Schweiß, Koliken und Krämpfe sowie unstillbares Erbrechen können damit behandelt werden.

Der „Veratrum"-Typ zeichnet sich vor allem durch ärgerliche Gereiztheit, Verzweiflung, Mutlosigkeit und Melancholie aus.

Verwendet wird für dieses Heilmittel der getrocknete Wurzelstock der weißen Nieswurz (Veratrum album) - einer Pflanze, die vor allem in Mittel- und Südeuropa, aber auch in Nordasien zuhause ist.

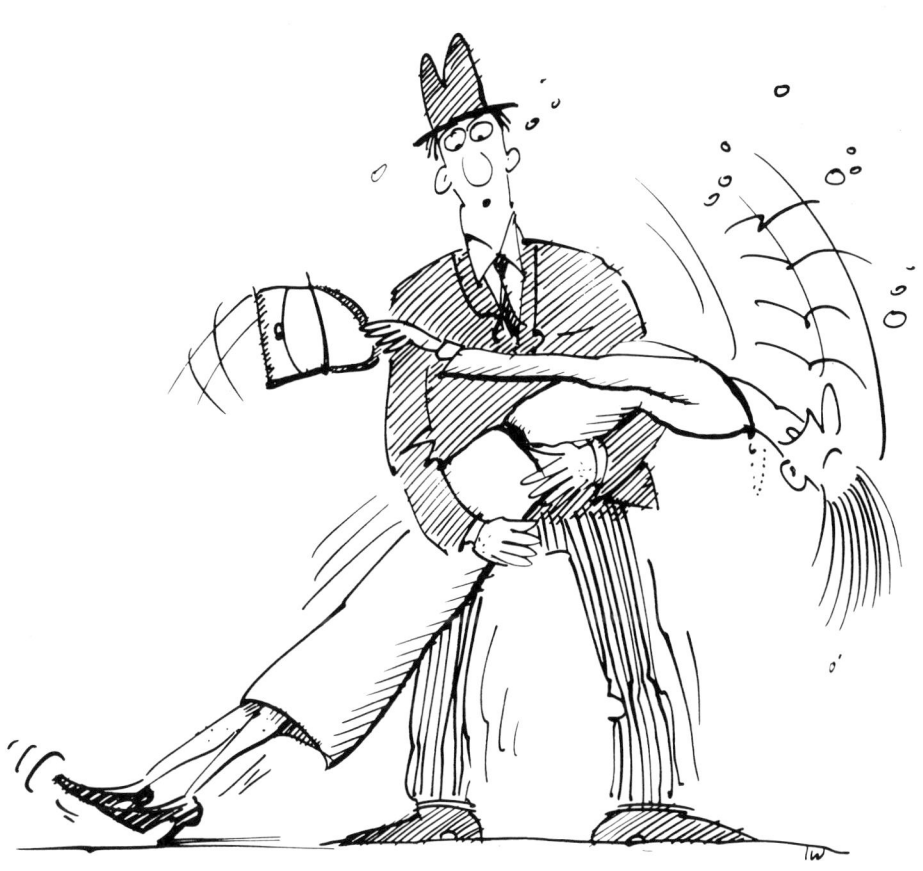

Kreislaufkollaps

59. Vincetoxicum

Wenn es um die Ausleitung von viralen Erkrankungen wie Gürtel-rose und Fieberbläschen geht, ist „Vincetoxicum" das Mittel der Wahl. Auch bei akuten fieberhaften Reaktionen kann man es mit Erfolg einsetzen.

Dieses „Durchputzmittel" wird aus den frischen Blättern des Schwalbenwurz (Cynanchum vincetoxicum) gewonnen, einer Pflanze, die in ganz Europa an Wegrändern zu finden ist.

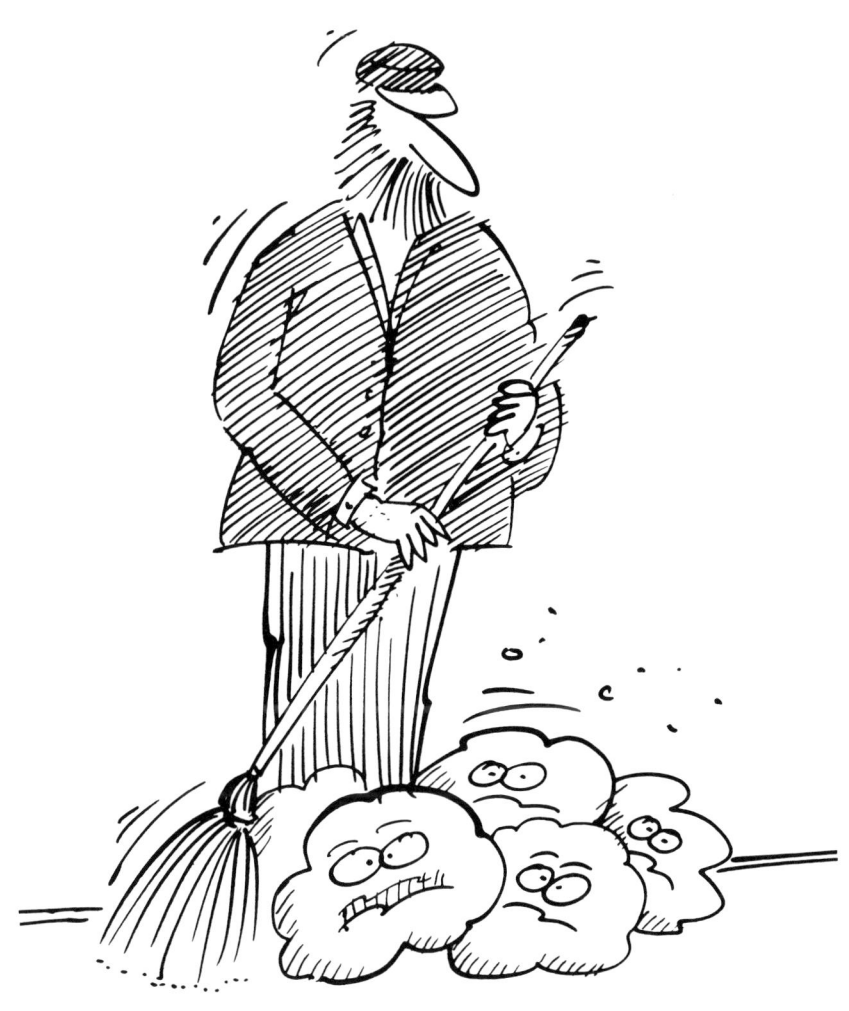

Viren-Ausleitung

60. Zincum valerianum

Zink gehört, ebenso wie Eisen, zu den lebenswichtigen Spurenelementen in unserem Organismus und ist vor allem für das Wachstum zuständig. Zinkmangel liegt meistens auch dann zugrunde, wenn Kinder permanent mit den Beinen zappeln. Ansonsten macht sich ein Zuwenig an Zink vor allem durch Depressivität, Reizbarkeit, Schwindel mit Gedächtnisschwund sowie Schweigsamkeit bemerkbar.

Ein Mangel an Zink verursacht nervöse Unruhe, Müdigkeit und vor allem Haarausfall. In der Zusammensetzung „Zincum valerianum" ist dieses Heilmittel aus Zinkdivalerat vor allem bei nervöser Schlaflosigkeit ein gutes Beruhigungsmittel. „Zappelkinder", die bisweilen abrupt aus dem Schlaf aufschrecken und zu schreien beginnen, können damit auch erfolgreich behandelt werden.

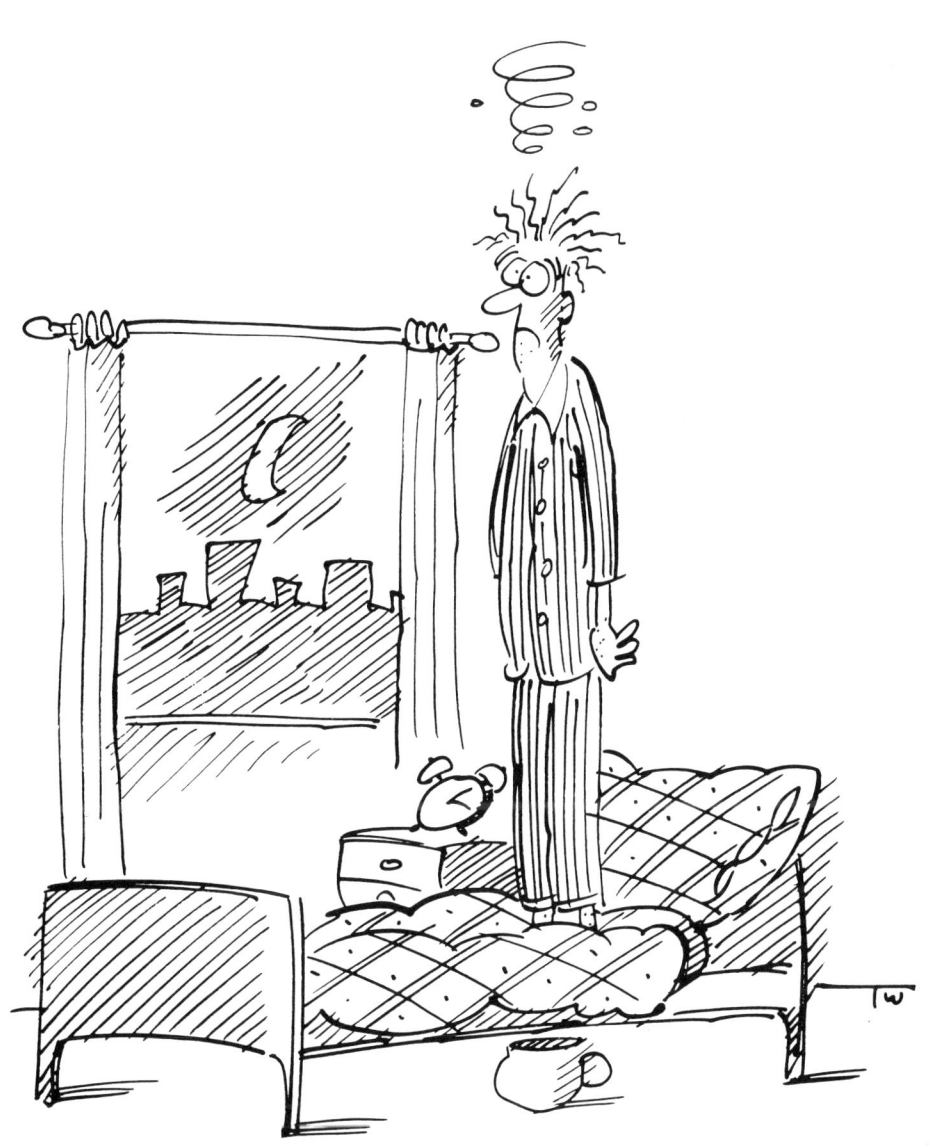

Schlaflosigkeit

Verzeichnis der Symptome und Krankheiten:

Allergien:
Histaminum (30), Calcium carbonicum Tbl. D2, Magnerot Tbl.
Bei akuten Allergien: alle 5 Minuten Histaminum im Wechsel mit Calcium.

Aphthen:
Hepar sulfur (29), Mercurius solubilis (38), Mezereum (39), eventuell zusätzlich Sempervivum D4

Augenerkrankungen:
Cepa (16), zusätzlich Euphrasia D4

Blähungen:
Carbo vegetabilis (14), zusätzlich Magnesium phosphoricum D4

Blasenentzündung:
Dulcamara (23), Cantharis (13), Berberis (10), Causticum (15)

Blutdruck niedrig:
Arnica (6), Veratrum (58)

Bronchitis:
Bryonia (11), Dulcamara (23), Phosphorus (45)

Drüsenschwellung:
Clematis (18), Echinacea (24), Lachesis (35), Phytolacca (46)

Durchfall:
Arsenicum album (7), Carbo vegetabilis (14), Aloe (3), Podophyllum (47), Uzara (56)

Eiterungen:
Hepar sulfuris (29), Mercurius solubilis (38), Myristica sebifera (41) und die homöopathischen „Antibiotika" Lachesis (35), Echinacea (24), Pyrogenium (48)

Entzündungen:
Apis (5), Arnica (6), Echinacea (24), Lachesis (35)

Erkältungen:
Belladonna (9), Gelsemium (27), Hepar sulfuris (29), zusätzlich Cinnabaris D12 bei Nebenhöhlenbeschwerden

Fieber ohne Schwitzen:
Aconitum (1), Ferrum phosphoricum (26)

Fieber mit Schwitzen:
Belladonna (9), Ferrum phosphoricum (26), Gelsemium (27), zusätzlich Fieberzäpfchen Cosmochema

Fieberbläschen:
Apis (5), Mezereum (39), zusätzlich Herpes simplex Injeel Ampullen.

Gallenleiden:
Bryonia (11), Cuprum (21), zusätzlich Leptandea D4, Aranea avicularis D6, Curcumem D2

Gerstenkorn:
Staphisagria D30

Grippe:
Eupatorium (25), Vincetoxinum (59)

Herzbeschwerden:
bei Stechen Cactus (12), Arnica (6), Glonoinum (28), zusätzlich
Valeriana (57) und Calium phosphoricum D3

Husten:
trocken - Drosera (22), mit Schleim - Ipecacuanha (34)

Hysterie:
Moschus (40), hineinsteigern - Ignatia (33)

Insektenstiche:
Apis (5), Arnica (6), Lachesis (35), Ledum (36)

Kopfschmerzen:
Colocynthis (20), Gelsemium (27), Hypericum (32), zusätzlich
Calcium phosphoricum D4 bei Überforderung

Krämpfe:
Cuprum (21), zusätzlich Magnesium Tbl, Zincum metallicum D4

Magenbeschwerden:
Arsenicum album (7), Chamomilla (17), Ipecacuanha (34), Nux
vomica (42)

Mandelentzündung:
Echinacea (24), Hepar sulfuris (29), Lachesis (35), Mercurius solubilis (38), Phytolacca (46), Belladonna (9)

Nasenbluten:
Ferrum phosphoricum (26), Phosphorus (45),

Nervosität:
Avena sativa (8), Valeriana (57), Zincum valerianum (60),

Nierenentzündung:
Apis (5), Phosphorus (45), zusätzlich Solidago D2, und ein homöopathisches Antibiotikum (24, 35, 48)

Ohrenschmerzen:
Chamomilla (17), Ferrum phosphoricum (26), Silicea (52), zusätzlich Pulsatilla D4, Otitis media Injeel.

Reisekrankheit:
Cocculus (19), Petroleum (44)

Rückenschmerzen:
Bewegung verschlimmert - Bryonia (11),
Bewegung bessert - Rhus toxicodendron (49), zusätzlich zu beiden Mitteln Arnica (6), Hypericum (32), Ruta (51)

Schlaflosigkeit:
Avena sativa (8), Passiflora (43), Zincum valerianum (60), Ambra (4)

Schnupfen:
Cepa (16), Hepar sulfuris (29), Luffa (37)

Schulterschmerzen:
Ferrum phosphoricum (26)

Schwellung:
Apis (5), zusätzlich Kalium muriaticum D4

Schwindel:
Gelsemium (27), bei niedrigem Blutdruck: Veratrum (58)

Sodbrennen:
Robinia (50)

Verbrennungen:
Arsenicum album (7), Cantharis (13), Causticum (15)

Verletzungen:
Arnica (6), Hypericum (32), Ruta (51)

Viruserkrankungen:
Vincetoxinum (59)

Wenn Sie sich auch bei anderen Beschwerden als den angegebenen mit homöopatischen Mitteln behandeln wollen oder eine homöopathische Stoffwechselregulation durchführen möchten, richten Sie sich bitte nach dem Band „Wegweiser zur Naturheilkunde, mit homöopathischer Hausapotheke" (siehe Seite 151)

Homöopathische Arzneimittel und ihre Anwendung:

1. Aconitum D 30
Das erste Mittel bei plötzlich auftretenden Beschwerden. Immer eine Gabe von 5 Globuli am Anfang jeder Erkrankung nehmen. Bei akutem Fieber ohne Schwitzen können Sie diese Gabe 3mal hintereinander in stündlichen Abständen wiederholen.

2. Agaricus D 30
Bei überlebendigen Kindern ohne Zeichen der Ermüdung; bei Wutanfällen; bei Pilzvergiftung.

3. Aloe D 6
Bei Durchfall, wenn man den Stuhlgang nicht halten kann; Hämorrhoiden.

4. Ambra D 3
Bei Schlaflosigkeit infolge Gedankenflut; Bauchgurgeln.

5. Apis D 4
Bei Insektenstich mit Entzündung - Einstich heiß und geschwollen, Schmerzen brennen, Besserung durch Abkühlung; zusätzlich bei Fieberbläschen.

6. Arnica D 6
Bei Folgen von Verletzung, Prellung, Quetschung, Überanstrengung, bei Zerschlagenheitsgefühl im Körper und Muskelkater.

7. Arsenicum album D 30

Bei brennenden Schmerzen - Besserung durch Wärme; brennenden Ekzemen; bei Quallenbissen; trockenem Husten abends beim Hinlegen; heftigem Erbrechen von Galle, Schleim und Blut; Durchfall; Magenschmerzen; Beschwerden - schlimmer nach Mitternacht.

8. Avena sativa D 2

Bei Schlaflosigkeit abends einnehmen, bei starker Unruhe auch bei Tag; bei Einschlafstörungen zusammen mit Passiflora und Zincum valerianum.

9. Belladonna D 6

Bei Fieber mit Schwitzen; bei Kopfschmerzen; bei Grippe; bei Halsschmerzen zusammen mit Hepar sulfuris.

10. Berberis D 3

Bei Blasenschmerzen; Übelkeit vor dem Frühstück.

11. Bryonia D 6

Bei Rückenschmerzen (Bewegung und Ärger verschlimmern); trockenem Husten; bei Lungenentzündung im Wechsel mit Phosphorus.

12. Cactus D 30

Bei stechenden Herzschmerzen, auch mit Atembeengung.

13. Cantharis D 4

Bei Verbrennung (auch Sonnenbrand); Blasenentzündung; brennendem Gefühl beim Wasserlassen: zusammen mit Berberis (im Wechsel).

144

14. Carbo vegetabilis D 10

Bei Durchfall, der nicht aufhört, mit Kollapsneigung; Blähung; Kreislaufschwäche mit Kältegefühl.

15. Causticum D 6

Bei Heiserkeit; trockenem Husten mit zähem Schleim; Räuspern; bei Warzen mit Rissen; Blasenschwäche, wenn bei jedem Husten, Niesen und Lachen Urin abgeht.

16. Cepa D 6

Bei Fließschnupfen; Augenbrennen.

17. Chamomilla D 30

Kindermittel beim Zahnen, bei Zornigkeit, Ohrenschmerzen, Bauchschmerzen und Durchfall.

18. Clematis D 6

Bei geschwollenen, schmerzhaften Lymphknoten.

19. Cocculus D 30

Bei Reisekrankheit.

20. Colocynthis D 6

Bei stechenden Schmerzen; Bauchschmerzen (stechend; Zusammenkrümmen bessert); Nabelkoliken.

21. Cuprum D 30

Bei Krämpfen der Muskulatur und bei Asthma; bei Keuchhusten mit Erbrechen.

22. Drosera D 4

Bei trockenem Husten; zu Beginn einer Bronchitis.

23. Dulcamara D 4

Als Folge von Nässe und Kälte, bei Erkältungen und Blasenerkältungen.

24. Echinacea D 5

Bei jeder Entzündung und zur Steigerung der Immunabwehr.

25. Eupatorium D 4

Bei Grippe mit Zerschlagenheitsgefühl, bei Reizblase.

26. Ferrum phosphoricum D 12

Bei Fieber mit Kopfschmerzen; zu Beginn einer Mittelohrentzündung; bei Schulterrheuma , vor allem rechts; zusätzlich bei Ohrenschmerzen.

27. Gelsemium D 4

Bei nervösen Herzbeschwerden; Kopfschmerzen; Schwindel; zittriger Schwäche.

28. Glonoinum D 6

Bei Asthmaanfall; Angina pectoris.

29. Hepar sulfuris D 6

Bei eitrigen Entzündungen; bei Mandelentzündung zusammen mit Belladonna.

30. Histaminum D 30

Bei jeder Allergie.

31. Hyoscyamus D 30
Bei Wutanfall (zerstört sich und die Umgebung, verbunden mit Beißen, Bellen, Kratzen); bei Husten nachts.

32. Hypericum D 4
Bei ziehenden Nervenschmerzen; bei Verletzung zusammen mit Ruta und Arnica.

33. Ignatia D 30
Bei Kummer, den man in sich hineinfrißt; Hineinsteigern in etwas.

34. Ipecacuanha D 4
Bei Husten mit Schleim; Übelkeit mit Erbrechen.

35. Lachesis D 12
Bei Entzündungen; Thrombose; infizierten Wunden; nach jedem Stich und Biß.

36. Ledum D 12
Bei Stichwunden, Insektenstichen oder Verletzungen mit scharfen Instrumenten; bei Rheuma (Verschlimmerung nachts und in Bettwärme, Kälte bessert).

37. Luffa D 4
Bei Schnupfen, chronisch oder akut.

38. Mercurius solubilis D 10
Bei Eiter; Neigung zu Geschwüren; Zahnwurzelschmerz; Schweißausbrüchen; üblem Mundgeruch.

39. Mezereum D 4
Bei Herpes; Nervenschmerzen; zusätzlich bei Fieberbläschen.

40. Moschus D 30
Bei innerem Zittern; bei Hysterie mit Schreien.

41. Myristica sebifera D 30
„Das homöopathische Messer": bei Eiterprozessen, Nagelbett-entzündungen, eitriger Akne.

42. Nux vomica D 30
Bei Übelkeit gleich nach dem Essen, auch mit Magendruck; nach Alkoholgenuß; Katermittel.

43. Passiflora D 2
Zur Beruhigung; abends zum besseren Einschlafen zusammen mit Zincum valerianum und Avena sativa.

44. Petroleum D 12
Bei Reisekrankheit; Ekzemen, die im Winter schlimmer werden; trockener, rissiger Haut.

45. Phosphorus D 30
Bei akuten Blutungen; bei Bronchitis oder Lungenentzündung.

46. Phytolacca D 3
Bei geschwollenen Lymphknoten; Entzündungen; Schmerzen in den Brüsten vor der Periode.

47. Podophyllum D 6

Bei wäßrigem Durchfall (kommt herausgespritzt) mit viel Blähungen; Magenkoliken (empfindlich gegen Kleiderdruck, Besserung durch Zusammenkrümmen).

48. Pyrogenium D 15

Zusammen mit Lachesis und Echinacea als „homöopathisches Antibiotikum"; bei septischen Prozessen (auch mit Schüttelfrost) alle 3 Stunden 5 Globuli bis zum Abklingen der Beschwerden.

49. Rhus toxicodendron D 6

Bei Rückenschmerzen, die durch Erkältung, Durchnässung oder Überanstrengung enstanden sind (Verschlimmerung in Ruhe und Besserung durch Bewegung) eventuell abwechselnd mit Ruta.

50. Robinia D 4

Bei scharfem oder saurem Aufstoßen. Bei Sodbrennen alle 10 Minuten 5 Globuli bis zum Abklingen der Beschwerden.

51. Ruta D 6

Bei Rückenschmerzen und Venenentzündungen; venösen Stauungen; Folgen von Quetschungen; bei Überanstrengung von Knochen, Sehnen und Bändern.

52. Silicea D 10

Bei Neigung zu Erkältungen, eitrigen Entzündungen, unreiner Haut, schlechter Heilung, Wachstumsstörungen der Haare und Nägel.

53. Spongia D 6

Bei trockenem Husten, der sich durch Reden und Singen verschlechtert; Krupphusten.

54. Sulfur D 4

Ausleitungsmittel nach Antibiotika-Behandlung bei Infektions-krankheiten (zu langsame Erholung); bei Appetitlosigkeit; Müdig-keit; Schwäche; rheumatischen Schmerzen in Muskeln und Gelen-ken; bei unreiner Haut (juckt und brennt, Kratzen mindert, danach Brennen, schlimmer in Bettwärme); bei Schweißausbrüchen (übel-riechender Fußschweiß), Hitzewallungen und Bronchitis.

55. Urtica urens D 6

Bei Nesselausschlag; bei Sonnenallergie, zusätzlich Calcium und Histaminum.

56. Uzara D 4

Bei jedem Durchfall.

57. Valeriana D 30

Zur Beruhigung.

58. Veratrum D 4

Bei niedrigem Blutdruck, Kreislaufkollaps.

59. Vincetoxinum D 4

Zur Ausleitung von viralen Erkrankungen; bei Herpes; zusätzlich bei Fieberbläschen.

60. Zincum valerianum D 4

Zum ruhigeren Schlaf; bei Zappelkindern; bei unruhigen Kindern (schrecken aus dem Schlaf und schreien).

Literatur:

Boericke:
Homöopathische Mittel und ihre Wirkungen. Materia medica und Repertorium.
Verlag Grundlagen und Praxis Margarethe Harms, Leer.

Metger J.:
Gesichtete Homöopathische Arzneimittellehre.
Karl F. Haug Verlag Heidelberg.

Rosival, Dr. rer. nat. Vera:
Wegweiser zur Naturheilkunde.
Dr. Vera Rosival Verlag München.

Rosival, Dr. rer. nat. Vera:
Migräne natürlich behandeln.
Gräfe und Unzer Verlag München.

Rosival, Dr. rer. nat. Vera:
Hyperaktivität natürlich behandeln.
Gräfer und Unzer Verlag München.

Rosival, Dr. rer. nat. Vera:
Die Familie und das hyperaktive Kind.
Dr. Vera Rosival Verlag München.

Homöopathische Haus- und Reiseapotheke
nach Dr. Vera Rosival

Für die praktische Anwendung der Homöopathie habe ich für meine Patienten eine homöopathische Haus- und Reiseapotheke zusammengestellt, damit Sie die Möglichkeit haben, schon bei Anzeichen von Erkrankungen akute Beschwerden selbst zu behandeln. Diese Apotheke enthält in einer Taschenpackung 60 übersichtlich angeordnete Mittel mit Anleitungen.

Bitte wenden Sie sich bei Bestellungen an Ihre Apotheke.

Preis: DM 295,—

Hersteller: STAUFEN-PHARMA GmbH & Co. Göppingen
Postfach 11 43
D-73011 Göppingen
Telefon (0 71 61) 6 76 - 0
Telefax (0 71 61) 6 76 - 2 98

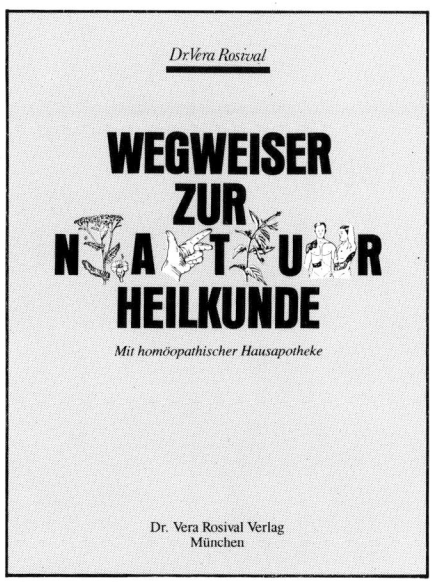

Dr. Vera Rosival

WEGWEISER ZUR NATUR HEILKUNDE

Mit homöopathischer Hausapotheke

Dr. Vera Rosival Verlag
München

Dieses Buch ist die Grundlage auf der „Die Familie mit hyperaktivem Kind" aufbaut. Die Autorin erklärt in leichtverständlicher Sprache, wie Krankheiten entstehen und wie man sie mit natürlichen Mitteln behandeln kann.

Das bewährte Konzept der biochemisch homöopathischen Stoffwechselregulation verbindet die nebenwirkungsfreie homöopathische Therapie mit besonderen Steuerungsmöglichkeiten biochemischer Abläufe im Körper.

Häufige Alltagsbeschwerden können frühzeitig erkannt und erfolgreich gelindert werden.

Der „Wegweiser zur Naturheilkunde" zeigt Ihnen an Hand vieler Beispiele aus der Praxis, wie Sie gesund werden und gesund bleiben können.

Dr. rer. nat. Vera Rosival
Wegweiser zur Naturheilkunde
Mit homöopathischer Hausapotheke
207 Seiten, Format 16 x 21,5 cm, Hardcover
49,- DM, ISBN 3-928355-00-7

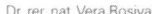
Dr. rer. nat. Vera Rosival

GU RATGEBER
LEBEN

Hyper-
aktivität
natürlich
behandeln

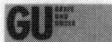

- So helfe ich meinem Kind bei Übererregbarkeit, starker innerer Unruhe, übersteigertem Bewegungsdrang, extremen Stimmungsschwankungen und Lernschwierigkeiten.
- Hilfe und kompetenter Rat für die Eltern.
- Bewährte Naturheilmittel, Anwendungen und Übungen.

GU GÄBE UND HERDE

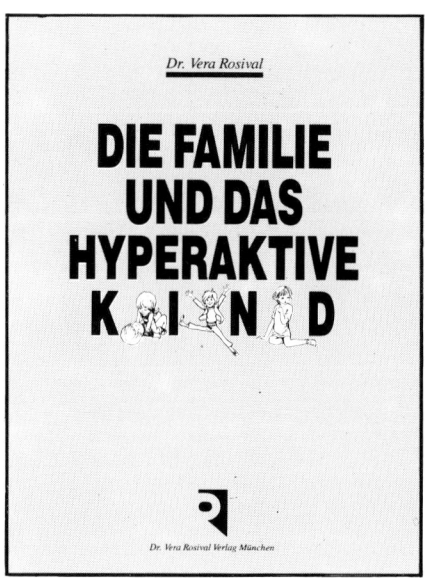

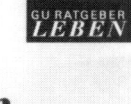

Übersteigerter Bewegungsdrang, extreme Stimmungsschwankungen, Lernschwierigkeiten, nur einige der Verhaltensauffälligkeiten, die bei einem Kind auf Hyperaktivität hinweisen könnten.

Allzu oft leichthin als „Zappelphilipp" abgetan, ist ein hyperaktives Kind in Wahrheit todunglücklich, sein auffälliges Verhalten ein Hilferuf der ernstgenommen werden muß! Den Eltern Sorgen ersparen, das Leiden der Kinder lindern - das Anliegen dieses Buches, in dem die Behandlung mit naturmedizinischen Methoden dargestellt ist, offenbart sich in klaren Anleitungen zur Selbsthilfe, verständlicher Darstellung der Stoffwechselstörungen als Krankheitsursache sowie der ärztlichen Maßnahmen. Der Ratgeber, der wirklich hilft!

Dieses Buch zeigt Ihnen, wie sich Familien mit hyperaktivem Kind mit naturheilkundlichen Methoden helfen können.

Die Autorin beschreibt auf verständliche Weise die Ursachen, die zur Hyperaktivität führen; ihr bewährtes Konzept der biochemisch-homöopathischen Stoffwechselregulation vereint die nebenwirkungsfreie Heilweise der Homöopathie mit den Steuerungsmöglichkeiten biochemischer Prozesse.

Diese Kombination der Behandlung ist nicht nur erforderlich bei hyperaktiven Kindern, sondern führt auch zur Harmonisierung der ganzen Familie.

Dr. rer. nat. Vera Rosival
Hyperaktivität natürlich behandeln
So helfe ich meinem Kind bei Übererregbarkeit
96 Seiten, Format 16 x 21,5 cm, Paperback
19,80 DM, ISBN 3-7742-1394-1

Dr. rer. nat. Vera Rosival
Die Familie und das hyperaktive Kind
Natürliche Hilfen bei Hyperaktivität
120 Seiten, Format 14,8 x 21 cm, Paperback
27,- DM, ISBN 3-928355-01-5